まえがき

　この本の表題「お部屋は子宮宇宙です」をご覧になって皆様どのように感じられたでしょうか。多分ほとんどの皆様が、「うん？何なの何これは」と思われたのではないでしょうか。

　現在の家づくりでその内装材料はほとんどが新建材で仕上げられ、生活用品や衣類及び食べ物までが石油合成品、添加物などで占められています。その結果、昔の家づくりには無かった、シックハウスが発生し、不定愁訴・自律神経失調症などわけの分からない病気が出てきました。これに対し、国や医療機関は生活習慣病と位置付けして、私たち国民の生活の在り様が良くないと決め付けています。

　しかし私が思うには、工業製品発展の源である、化学物質を含む諸々の製品を強いられた生活の中では、生活習慣病ではなく「化学物質習慣病」というのが正しいのではないかと思います。

　「子宮のお部屋づくり」は、化学物質習慣病で病んだ家、病んだ暮らし、病んだ人を改善回復するために、建築内装材料に特化した家づくりです。地震に強い家とか火災に強い家とかの、技術的なものや工法的なものには言及していません。建築確認申請の審査を合格し申請通り間違いのな

い工事をしたのであれば、どのような家づくりであろうと、大きな違いはありません。和風洋風には関係なく事務所や店舗でも構いません。木造の家は当然としても、コンクリートの家、鉄骨造の家、プレハブ住宅・マンションなど、どのような建築物にでも可能です。またリフォームには最適で、コンテナボックスにでも可能で、子宮のお部屋は地元資源を活用しています。

　その地元資源とは、地元の八女杉を三日月伐採で伐った木材と板、有明海で獲れた赤貝のむき殻で作った貝殻漆喰、田んぼで採れた本物のイ草。この三つの材料を「家づくり三種の神器」と命名し、この三つの天然材料を使った家づくり、お部屋作りが「子宮のお部屋」になりました。これこそが、子どもたちに「未来を託すための住まい造り」だと思い、家づくりの仕事に励んでまいりました。

　あなたの家・お部屋は、「体と魂と精神を育み育ててくれますか？」

　子宮の家・お部屋づくりはこの問いに「はい」と答えることができます。

　このお部屋はみずみずしく、森林浴でもしているような空気感で、呼吸がとても楽にできます。大方の人は、早くお家に帰りたいと言われ、お家で自然の中に浸りたいとも言われます。新建材ではとても味わえない、何ものにも替

えがたいお部屋、至極の空間になります。子宮の家づくり、お部屋づくりはいたって簡単です。お家の中で自然に浸るささやかで、贅沢な暮らしを想像してみてください。ナイチンゲールは看護覚書の中で、「正常な空気を呼吸することが看護の第一歩である」と言っています。

　著者の私、石永節生の出身は幕末の工業先進地鍋島藩で、田舎感たっぷりの佐賀県です。地元の県立工業高校建築科を卒業以来約50年間、勤務先と我がイシナガ建築工房での家づくりに携わり、70歳を前にして終止符を打ちました。その後は、既に立ち上げていた福岡県筑後市に拠点を置く、NPO法人矢部川流域プロジェクトの理事長として、有機建材の普及を目指して、環境健康問題とセットにし、出前講座「知らないことを知る」と題し全国各地の食育グループ、健康推進グループ、環境グループなどでお話し会を実施してきました。なぜNPO法人矢部川流域プロジェクトを設立したかというと、地元の優れた産品や物づくりの継続が厳しい段階になったので皆で応援しようと、お施主様や職人さんたちと立ち上げました。戦後からの家づくりの歴史は、工業製品にとって代わられ、家づくりに使われる新建材による健康と環境への負荷は侮れません。

　私が家づくり三種の神器と銘打った地元産品の「放射能を吸着する**貝殻漆喰**（石灰の漆喰でも同じ）」・化学物質過

敏症の方が求める**泥染め不要の本畳**・杉の良さをより深く理解していただくために、京都大学を主とする産官学の共同研究で特許取得した**スギ木口スリット**愛称「**すごすぎさん**」この三つの材料と障子襖の**手漉き和紙**は、戦前までの（昭和時代の前半）家づくりの主流でした。しかし戦後になると、便利で簡単で安い化学物質を含んだ新建材が主流となり、その影響で新築の家からさまざまな体調不良が発生し、社会問題となって、2003年7月15日（平成15年）建築基準法が改正施行され、結果的にはホルムアルデヒドのみが規制されたのです。私たち自然派からみれば十分とはいえるものではなく、大企業優先の法改正であったと私はみています。客観的に考えれば、新建材を限りなく使わせるようなシステムができてしまいました。法改正の以前にも増して新建材を使わせる強力なシフトができ上がったのです。

　それに輪をかけて、新たな化学物質が使われ始め、家だけに限らず生活の中で社会の中で化学物質の製品で埋め尽くされており、体及び環境面においてもその影響は少なくありません。特に洗剤、消臭剤、殺虫剤、芳香剤などはその元凶で、新たな香害を生み出し化学物質過敏症もなくなることはありません。その結果、大気汚染（粉塵や煤煙に含まれる二酸化窒素、浮遊粒子状物質、PM2.5等々）、室

内汚染（新建材からの放出）が蔓延し、花粉症や香害が発症しやすい状況になっています。また花粉症になることで、さまざまなアレルギー疾患の引き金にもなるのです。まことに残念ではありますが、この環境から逃げ出すことは一般的な社会生活の中では不可能に近いものです。しかし、せめて自分の部屋ぐらいは天然自然の建築材料で作り、或いはリフォームして、心身が安らぐ癒しの空間にしませんか。職人さんに頼まなくても自分でもできます。健全な精神と肉体は健全な住空間で培われます。厳格に言えば、健全なる衣食住で培われるのです。

　この本は、天然の材料が持っている凄い力を体感できるような本でもあります。

　さて本書の目的は、冒頭でも述べていますが、化学物質習慣病（生活習慣病）のもとである、衣食住の乱れから身体の改善回復を促し地球環境の保全を図るものです。昭和30年代（1955年以降）から続いてきた工業製品の建築資材、いわゆる新建材からの脱却を図り、地元資源と地元生産者の建築材料を使った家づくり部屋づくりを実践する中で、失ってきたさまざまな価値観を取り戻し、次の世代につなげる。健康の維持促進と自然環境保全を図り、地元の物づくり再生を目指す。踏み込んで言うならば、「気候変動の防止対策」にもなり得る本です。

これから家を造る方、子育て世代の方、建築関係の方、環境活動などの方々に私の家づくりを知っていただきたいとの思いがあります。また地方での家づくりのモデル的なものになればとの想いもありますし、さまざまな子どもの問題や家族の問題も、自然素材の心地良い住環境の中であれば、かなりの確率で和らげることができるはずです。このようなことを、念頭において家づくりを考えていただけたらという私の願いも込めた本でもあります。**将来の日本を担う**子どもたちや若いお母さんたちを応援したい本でもあります。

　このところ巷間では、人間が自然の一部といわれていますが、その言葉を引き継ぐならば、当然ながら家も自然の一部であり、体の一部でもあります。ですから今住んでいるお部屋こそが、一番身近な自然環境でなければなりません。なぜならば、ストレス社会の慌ただしさや息苦しさから逃れ、無防備で息抜きできるのは、自分のお部屋しかないのです。従いまして、私の家づくりは、「家も人も地球環境の一部である」との思いから、「地球も宙（そら）も美しく」を家づくりのキャッチフレーズに掲げ、その結果が「子宮のお部屋」になりました。

　子宮は人が初めて住まうお部屋です。わずか十月十日で人間としての機能が備わるのは、AIでも遥かに及びませ

ん。子宮は誰もが立ち入ることができない、神聖で混じりけのないお部屋なのです。私が作る家とそのお部屋は、子宮のような素晴らしい空間に作りたい、この思いが私の家づくりの基本となりました。

　家や部屋は決してモノではなく、環境の一部で生き方の鏡でもあります。

　人間は自然の一部、この考え方の根底は、東洋医学の大前提だそうです。

　私の家づくりの基本中の基本は、「環境1番人2番」です、人にいいから環境にもいいとは言えません、でも環境に良ければ人にもいいのです。

　2000年（平成12年）「環境1番人2番」を打ち出した時は材料メーカーや同業者までもが顔を背けました。何を打ち出したかと言えば「当社はビニールクロス・合板などの新建材は使いません、エコキュートのオール電化もいたしません。太陽光発電システムもいたしません、電気の使用量を可能な限り減らしましょう、原発反対です、このようなものは使いません、天然自然の材料を使います」と発表致しました。その結果、国が2002年（平成14年）実施した「総揮発性有機化合物」の調査で全国最高クラスの数値を挙げることができました。

　しかし、私は数値など考えもせず、ただ地元の材料と環

境に良い材料を使い、新建材を使わなかった。ただそれだけのことでこの数値が出たのです。

　私が造ってきた家の材料は、地元資源をより多く使った家づくりです。

　骨組みの柱、梁など構造体は全て地元八女市の「八女杉」、壁は有明海で獲れた赤貝の貝殻からできた柳川市の「貝殻漆喰」、畳は合鴨農法の稲わらと「無染土のイ草」からできた大木町三橋町の「合鴨本畳」で、これを「家づくり三種の神器」とし、障子、襖も地元の手漉き和紙を使い、これに地元の「竹粉炭」を加えたのが私の家づくりの特徴となりました。

　杉と聞いただけで花粉症を想像されて、身を引く方も多々ありました。でも杉は私たちの生活の中では、かけがえのないものでした。例えば、酒樽に味噌樽、醤油樽、弁当箱の髷わっぱなど暮らしの身近にありました。また世界に誇れる食文化、発酵の礎でもあったのです。私の杉は「月齢伐採」という方法で伐った杉です、またこの木から作る「スギ木口スリット」という板は京都大学など、産官学の開発研究からできた、特許取得の魔法みたいな板で「杉本来の力を蓄えた」板です。私どもでは、「**すごすぎさん**」の愛称名で紹介しています。皆様の杉への恐れをなくすために、第3章に杉の話を持ってきました。拙著『お部

屋は子宮宇宙です』は環境と心身の健康維持促進に主眼を置き、主に内装材料を天然自然の材料で作ることにより、可能な限り化学物質を排除した、自然派及び健康志向の家づくり部屋づくりの本になっています。また、本書で取り上げている事柄について、建築業界の方々に取っては、ほぼ皆様ご存知のことであり、当たり前のことであり、「何だこの程度のことを」と思われますが、建築業界以外の方々に取っては、ほとんど知らないことが多いのです。この本は、建築業界以外の方々に「その程度」のことを、お母さん目線、女性目線で、知っていただくための本でもあります。化学物質の他にこの数年、一部の研究機関で問題視されているのが、カビ、ダニと細菌の問題です。今では、家づくりの主流となった高気密高断熱住宅は、カビダニが増え菌が減る住宅といっても過言ではないでしょう。またコロナ後にはさまざまなウイルスの発現が懸念されていますが、「カビ、ダニ、細菌」は避けては通れない問題になるでしょう。本書においても1章、3章、4章でも「カビ、ダニ、細菌」のことを取り上げていますので、注意深くお目通しください。

　世界共通、万人が健康を望むものですが、衣食住の三つが整って、健康が保たれるわけです。どれ一つも欠けることないよう心掛けたいものですね。私たちは、市場経済の

中で、家づくりの中で、余りにも自然をないがしろにしていたのではないでしょうか。その結果が社会や人体の歪みにつながっていることは否めません。人類の誕生以来、人間は何万年もの間自然の中森の中で暮らしてきました。

この長い時間をかけて、人間の体は自然環境に順応できる体質になりました。

たとえ新建材や食品・衣類などの化学物質で体調が不良になったとしても、自然材料でリフォームしたり、森林浴をしたり、自然豊かな土地で暮らしたりして、自然のリズムを体が感じ取り、身体は徐々に回復するものです。

それに、あと一つ大事なものがあります、それはこまめな掃除です。どんなに優れた住環境でも、こまめに掃除がされていなければ、ごみやほこりが溜まり「ごみ箱同然」の家になります。決してこまめな掃除をお忘れなく。**掃除は、自分の心を清めます。天使が舞い降りてくるようなお部屋にしてみませんか。**

天然自然に囲まれたお部屋での暮らしを思い描いてみてください。

いずれにしても、家づくりは自然環境の基本であり、人づくりの基本です

最後になりますが、第6章の寄稿文は、私が仕事の中で出会った方々からいただきました。それぞれの体験から話

されていることは、とても貴重で、必ずや皆様の羅針盤に
なる、と確信いたします。

著者・石永節生（いしなが せつみ）

目次

第2章　子宮のお部屋に最適な建築材料とは

第3章　杉の効能効果

第4章　三日月伐採・月の神秘

第5章　スギ木口スリットの「すごすぎさん」

特別寄稿文　私の生き方、考え方

第 1 章

家が原因で
病気にならないために／
人のためになる家に

▓▓ 人を癒し元気にする家に出会う

　1986年（昭和61年）３月で11年間の会社勤めに終止符を打ち、同年７月に県営アパートの4.5畳を事務所とし、福岡県久留米市で起業いたしました。結婚６か月目、既に小さな命が宿っていましたが、妻の「やってみたら」の一言が大きな支えになりました。当初は手書きのチラシでコピーを取ってポストインし、襖、網戸の張り替えなど、便利屋さん的な仕事から始め、増改築・新築工事とやっていくのですが、一般的な新建材を使った家づくりでした。

　そのような家づくりのなかで、1996年（平成８年）に大きな転換期を迎える三つの出来事がありました。まず一つ目は、東京ビッグサイトの展示会場で遭遇した、「炭の粉を使った蓄熱式温水床暖房の家づくり」でした。これを考案した人によれば、「この家は万病を治す家」と説明されて「信じ難いと思われるなら体験ハウスにきてください」。私は半信半疑というよりも、興味半分、騙されてもいい位の気持ちでその方の体験ハウスを訪れました。玄関を開けると、今までに体験したことがない空気感とほのかな暖かさを感じました。これは炭を使った特殊な床暖房の遠赤外線効果とのこと。遠赤外線は体に良いことは知っていましたが、この体験ハウスにはいろんな体調不良の人が来ており、がんの人までくるそうです。M様という方は「９日前

から来ています、肝臓にがんを患っています。出身は福岡で64歳」と教えてくださいました。同じ福岡出身なので話が盛り上がり、回復を祈りながら体験ハウスを後にしました。それから３か月後再び訪問、びっくりしたのはM様の顔色が良くなっていたのです。体験ハウスの社長が言うには、「体を温めると血流が良くなり病気なんか治りますよ。薬はいらないよ」と。この家は体験ハウスの社長が独自に開発（特許）した、粉炭を大量に使う炭素埋設と温水床暖房を組み合わせたやり方で、「地場が良くなり、遠赤外線効果で体が緩み血流も良くなるのです」と説明されました。私が建てる家で、一人でも二人でも体が回復する人がいれば、やる価値があるとの思いを強く持ち、不退転の覚悟で体験ハウスの社長と使用契約を結びました。便宜上「ぽかぽかの家」と名付け、私もこれと同じ体験ハウスを作りましたが、「えっ、ほんと？」という嘘みたいな出来事がたくさんありました。

　この体験ハウスは住宅展示場も兼ねており、住宅見学者と体調不良の体験者がバッティングし始めたので、自宅前の庭を潰して、専用の体験ハウスを作りました。ぜひその成果を紹介したいところですが、文字にするとお叱りや誤解を招きやすく、いらぬ噂も立てられるので、お話し会などで詳しく説明しています。

でもせっかくなので一つだけご紹介いたします。

　ある日突然、１人でおばあちゃんが私の会社に来てこう言いました。「息子夫婦は結婚11年になりますが、子どもができません。いろんな病院に行きましたがなんの効果もありません。私は孫を見ずには死んでも死に切れません。おたくは炭の家を作っていると聞いたので、今度自宅の建て替え工事をあなたにお願いしたい。私の兄は農作物に炭を使い、ほかの農家さんより、できが良く収穫も多く採れます。炭は野菜づくりにとても良いと聞いていますが、野菜に良ければ人にも良いと思いますので、ぜひお願いします」。おばあちゃんは熱心に話されました。幸いにもご縁ができて炭素敷設（床下の空間を大量の粉炭で埋める工事）の家づくりを行いました。2006年（平成18年）の４月末に完成し引っ越しされましたが、半年後の10月に赤ちゃんを授かり翌年８月、無事に女の子が生まれました。おばあちゃんは私の手をとり、泣いて喜ばれました。しかし驚くことに、年子で続けて赤ちゃんができたのです。元の家と同じ場所に建て替え、粉炭を大量に使ったので地場が改善され、温水暖房の温かさが功を奏し、血流がよくなり、妊娠し易い体になったと推測しました。ただ、科学的な根拠はありませんので、このような炭の家にすれば必ず赤ちゃんができるというものではありません。しかし、こ

のような例は他にもあり、私はこの家づくりに確信を持ち、炭素埋設と炭素敷設及び温水床暖房とを組み合わせた、ぽかぽかの家を数多く建てさせていただき、一時は子宝の家と言われたこともありました。

　その後、2011年（平成23年）、女医さんを筆頭とする「体を温めることが健康の源である」を実践しているグループとの出会いがありました。「体を温めると健康になりますよ、冷えは万病のもとですよ」と多くの女性の方たちが、体を温める工夫と実践を行っているのを見た時には「「温める」と病気になりにくい」が「確信」となりました。医学博士の石原結實先生の著書『「体温を温める」と病気は必ず治る』によれば手軽な方法として半身浴を推奨されています。これはみぞおちより下の部分だけを湯につけるやり方で、呼吸器疾患や心臓、循環器疾患がある人には特にお勧めだそうです。半身浴では、腎臓を含めた腰から下の血流が良くなると石原先生は言われています。また別の著書『血流がすべてを解決する』堀江昭佳著によれば、「心と体の全ての悩みの原因は、血流にあります。それは血流が、全身の60兆個ある細胞の全てに酸素や栄養を届けているだけでなく、脳やホルモンを通じ心の活動を支えているからです」。著者の堀江昭佳さんは90年続く漢方薬店の４代目漢方薬剤師で不妊症指導が専門だそうです。（冷

えとりの話は巻末の寄稿文にも詳しく書かれています）

▓ 地球環境に特化した家づくり

　二つ目は龍村仁監督の『地球交響曲（ガイアシンフォニー）』を観たことです。この映画は、地球と人間の関わりや物づくりの関わりなど、森羅万象に向き合う人間としての覚悟と生き様などを教えてくれ、私がぶれずに仕事を全うできたのは、まさしくこの映画のおかげでした。

　三つ目の遭遇は、まえがきでも少し触れていますが、地球村ネットワーク主催の講演で、「地球環境」が大変な事態になっている、しかも私が使っていた建材などがそれに加担していたのでした。このことには、とても大きなショックを受けました。それまでは、シックハウス症候群や化学物質過敏症、アレルギーなどに対応した家づくりをしてきたのですが、これからは「地球環境」に対応した家づくりをしなければならない。どうすればそのような家ができるのか、試行錯誤の上たどり着いたのが、地元資源を活用し、人よりも環境を優先した「環境優先の家づくり」でした。地球環境は後戻りができないほどの状況です、私はこの「環境優先の家づくり」を提唱し、工務店を閉じるまでこの方針を貫きました。

　環境優先の家「子宮のお部屋・ぽかぽかの家」づくりは、

三種の神器を使えば木造住宅は当然としても、コンクリートの家、鉄骨造の家、プレハブ住宅やマンションなど、どのような建築物でも大丈夫です。リフォーム工事なら自ら造ることもできますし、当然ながら全ての建築物に可能で、コンテナボックスにもできます。自分で漆喰を塗り、杉板を張るなどDIYで可能なので、皆様楽しみながらリフォーム工事をされています。

「子宮のお部屋・ぽかぽかの家」は貝殻漆喰（または、石灰漆喰）、合鴨無染土本畳、「すごすぎさん」、この三つの材料で十分出来上がります。子宮のお部屋はみずみずしく、森林浴でもしているような気持ちになります。大方の人は、呼吸がとても楽にできます、早くお家に帰りたいと言われ、お家で自然の中に浸りたいとも言われます。新建材ではとても味わえない、何物にも代えがたいお部屋、至極の空間になります。このようなお部屋で暮らすあなた自身を想像してみてください。

この家づくりや三種の神器は子育て世代は勿論のこと、無農薬野菜を含む自然食グループの方々、公務員の方や学校の先生たちなど、環境に関心を持つ方々に支持されて、家づくりの楽しさと、「地球環境問題への関心をお施主様と共有できる」ことが、この上もなく喜びとなりました。NPO法人矢部川流域プロジェクトの設立時には17名

のお施主様と職人さんたちが参加してくださいましたことは、まさに建築屋冥利に尽きるものでした。

▦ 環境優先の家づくり

　人間が自然の一部なら家も自然の一部であるとの考えから、環境１番、人は２番という想いのもと、次のことを取り決めました。
・電気を使う暮らしを削減しIHなどオール電化工事はやらない
・新建材など有害な化学物質を含む材料の使用削減と廃止
・特に、イソシアネートを含むプラスチック類の建材は使用禁止
・木材、漆喰、畳、和紙（障子、襖）は可能な限り地元資源を活用する
　以上の４点を踏まえて建築材料の選定を行う
・自然なのか不自然なのか
・環境に良いのか悪いのか
・病気になりにくい家づくり
・病気が治るような家づくり
・家づくり三種の神器を使う
　いたって単純明快な選定方法ですが、このような基本計画を平成９年に作成し翌10年に着手、環境優先の家づくり

に必要な建築材料を地元の矢部川流域に見いだしました。生産者にも協力をお願いし、手漉き和紙、貝殻漆喰、合鴨無染土本畳、炭素埋設用の竹炭、のちに出てくる三日月伐採の材木の板で出来た、「すごすぎさん」など、他にはないような材料です。これらの材料は山、川、海の恵みを受けた素晴らしい天然自然の材料です。私はこのような材料で家をつくることができたことに対し感謝の念にたえません。

　私は工務店を閉じた後は、NPO法人矢部川流域プロジェクトの活動で、貝殻漆喰・合鴨無染土本畳・「すごすぎさん」の3種を、「家づくり健康づくりの三種の神器」として普及するべく「出前講座知らないことを知る」のお話し会を全国各地で開催し、皆様に発信しております。都市部からではありますが、少しずつご採用が出てまいりました。お話し会は、参加者5人以上から開催できますので、お話し会ご希望の方はお声がけください。

■ 指名業者をやめる

　当時、私は久留米市の建築部門の指名業者になっていました。

　これは、一定の基準をクリアした建築業者が指名業者の申請を行い認可されるものです。市が行う公共工事は認可

を受けた指名業者が、当該建築物の見積もりを市に提出し、市が決めた工事金額に一番近い業者が工事をいただくというシステムですが、このシステムを破るのが談合です。

　あらかじめ工事を受ける順番を決めておき、順番がきた業者（当番ともいう）が、市の担当者と折衝して、工事金額（入札金額）を探り出すもので、例えば1000万の工事金額なら当番が1050万円で入札し、他の指名業者はそれ以上の入札金額を書き入れ、当番の業者が落札し工事をいただく、これが談合のうまみなのです。営業活動をしなくても、定期的に仕事が回ってくる美味しいものです。時々談合が知られて警察沙汰になることもあります。今では談合が減ったといわれていますがどうでしょうか。

　私は、同業の指名業者に環境優先の家づくりを持ち掛けて、彼らと一緒にやれば大きな動きになると思い声をかけたのですが、皆からは一蹴されました。「そんなことしたら仕事がこなくなるよ」というものでした。その頃は恥ずかしながら、市からの仕事は全て談合だったので、彼らが言うのも分からないでもありません。私は環境優先の家づくりに邁進するため指名業者の肩書を捨て、尚且つ建築関係の団体からも脱会しました。

　私は建築関係団体や協会を辞めた後は、新たな道を求め食育関係で付き合いがあった環境運動家の弁護士さんにお

願いして、建築とは関係ないと思われるような環境と化学物質のNPOや団体に加盟し、建築業界では得ることができないほどの情報や知見をいただくことができました。当時ではこのような化学物質のグループに建築屋が加盟するのは稀な存在でした。私が加盟したグループは次の通りです。

・ダイオキシン環境ホルモン対策国民会議
・地球環境と大気汚染を考える全国市民会議
・化学物質による大気汚染から健康を守る会
・日本子孫基金（食品と暮らしの安全基金）
・ストップフロン全国連絡会
・化学物質過敏症支援センター
・反農薬東京グループ
・電磁波問題全国ネットワーク
・気候ネットワーク
・日本バウビオロギー研究会
・一般社団法人木暮人倶楽部
　ご覧のように11の団体に加盟しました。

　一見建築とは関係がない団体のようにみえますが、そうではありません。私たちの日々の暮らしに役立つ貴重で重要な情報がたくさんあり、私はここからの情報を、当社のお客様たちにDMで送り届けていました。これらの会員の

大多数は、弁護士の方や大学の先生方、研究機関の学者の方などがたくさん在籍されており、建築業界では見ることも知ることもできない知識や見識をたくさん学ぶことができて、地球環境への取り組み方やシックハウス対策、化学物質過敏症の対策など教えていただきました。また上京の折には必ず国民生活センターにお邪魔して、日常生活の中で起こる、玩具や用具での事故、マルチ商法事件など最も新しく、ここにしかないリアルな情報もいただくこともでき、心と体が喜ぶ「環境優先の家・ぽかぽかの家」づくりに邁進できました。

　ちなみに、厚生労働省は「労働者の疲労蓄積度自己診断チェックリスト」を作成しました。よく見ると自律神経失調症や不定愁訴の要因で、この内容はシックハウスの要因でもありますので、参考までに2023年（令和5年）の改訂版「14の症状、最近の1ヶ月次の様な症状はありましたか」のチェックリストを紹介します。

　①イライラする②不安だ③落ち着かない④ゆううつだ⑤よく眠れない⑥体の調子が悪い⑦物事に集中できない⑧することに間違いが多い⑨仕事中、強い眠気に襲われる⑩やる気が出ない⑪へとへとだ（運動後を除く）⑫朝、起きた時、ぐったりした疲れを感じる⑬以前とくらべて、疲れやすい⑭食欲がないと感じる。

以上ご自身にあてはめてみてください。

同業の知人からはなぜここまでするのかと聞かれますが、「お客様のためです」と答えます。数ある工務店の中から、我が社を選んでいただいたことに対するお礼と感謝の気持ち、これから家づくりをされる方々への、間違いのない正しい情報提供を行うためです。これらの情報は定期的に発行している「みそら新聞」に掲載して、多くのお客様と情報を共有し、ご縁をいただくもとにもなりました。私は、セールス活動をすることなく、「みそら新聞」を読んだ方からある日突然に「土地の準備が出来たので、いつから着工できますか」「資金の準備ができたので」と我が社を訪ねていただき、成約になるのがほとんどでした。私自身は営業しなくても、みそら新聞が優秀な営業マンだったのです。

■■ 人生3分の1以上がお家時間

一般的に人は8時間の睡眠を自分の部屋で取ります、少なく見積もっても1日の3分の1はお部屋で眠り、おおよそ人生の3分の1以上をお部屋で過ごしていることになりますね。それに加え新型コロナの影響もあり、リモートワークなども増えて、お家時間が著しく増えたといわれています。このような時代背景の中、あなたの部屋（家）の

住み心地はどうでしょうか。

　家の選び方と探し方の要件は周辺の環境や学区、交通の利便性など立地条件が第一に要件になります。それに間取り、方角、設備、色彩などいろいろあります。人により仕事により、主観により、それぞれに優先順位が違ってきますね。このようにお部屋を決める基準は物理的なことで決める、これがほとんどではないでしょうか。

　家の選び方をみると代表的なものは、住宅メーカーのモデルハウスが立ち並ぶ「住宅総合展示場」や新聞テレビによる宣伝広告の類になります。調査会社のアンケートによれば、80％以上の方が「展示場に行った」と答えています。住宅メーカーのほとんどが、石油由来無機物の新建材ですが、全てがフォースター（4☆☆☆☆）の新建材で安心安全を謳っています（決して安全ではありません。在来工法の木造住宅でも、新建材が主に使われています）。また見た目が一見「自然素材」風の新建材が使われています（主にプラスチックの擬木自然素材）。建材の知識がないまま展示場を訪れた方々は、有名なメーカーが言うことだからと納得するのです。立派なモデルハウスに立派なカタログ、まさに「目に物みせる」売り方です。これが現在の家を決める「物差し」の基準で主流となっています。

■■ 住環境の「物差し」

　昭和30年代後半からの家づくりでは、その内装に使われ
ている建築材料は大手メーカーで作られている工場生産の
建築材料（無機物の新建材）が大半を占めています。大量
に作られているので安い、パタパタペタペタ貼るので工事
が早い、たくさんの色があるので好きな色を自由に選べま
す。このようなことで、無機物の新建材が内装外装材料と
して住宅建築の主流を占めることになりました。

　でも読者の皆様もご存じのように、無機物の新建材には
有害な化学物質も含まれており、新建材から揮発する化学
物質によるシックハウス症候群、化学物質過敏症、アレル
ギーやアトピーなどの疾患を発症して大きな社会問題とな
りました。無機物の新建材といわれる内装材は石油由来の
製品であり、安くて便利で早くて大量にできる。昭和の後
半以降から現在まで、家づくりの申し子のように使われて
います。見た目木材、見た目自然素材のもどき建材なので
す。この材料から諸々の化学物質が微量出ており、いきな
りの影響はありませんが（人によりすぐ影響を受ける人も
います）微量でも「ちりも積もれば山となる」の教え通り、
徐々に人体に悪い影響を及ぼしてくるのです（スタイング
ラーバー著『がんと環境』）。このことは、すでに皆様ご存
じのことだと思いますがどうでしょうか。

（以前、特殊学級の先生から聞いた話だけどよ
う、家庭訪問で生徒の家を訪ねると、ほとんど
の家が変な臭いがすると言っていたが、多分新建材や壁紙の
臭いじゃねえかい。車だって一緒だよ。新車の臭いと喜んで
いるヤツもいるが、あれも同じじゃねえかい。シックカーと
いうらしいよ）

　イシナガ建築工房では「地元の天然自然の材料」を使う
ことで病原を絶ち、シックハウス症候群や化学物質過敏症
を根絶するために、もう一つの物差しを提案いたしました。
それは、見た目に左右されない、「目には見えない物差し」
をつくりました。これは別段目新しいものではなく、昭和
の初めの頃までは皆そうでした。ただ、当たり前すぎて誰
も気づかなかったのです。
　詩人の金子みすゞは『星とたんぽぽ』の中で「目に見え
ないことを見る」ことの大切さを詩に綴っています。また、
『星の王子さま』を書いた、サン・テグジュペリは「心で
見なければ何も見えないよ、肝心なものは、目に見えない
よ」と書きました。人が生きていくために、体内に取り入
れているのは、食べ物であり水であり空気です。私はこの
三つを「生きるための３要素」とよんでいます。昭和の後
半以降、この３要素が石油由来の化学物質（農薬・添加物
等々有害でさまざまな化学物質）で汚染されて私たちの暮

らしを脅かしてきました。また、このことで花粉症やさまざまなアレルギーが発症し始めたのです。

「水俣病」や神通川流域のカドミウム汚染水によるイタイイタイ病などに代表される、「工場からの汚染水垂れ流し」、工場の煤煙や車の排ガスによる代表的な「四日市ぜんそく」や「杉並病」など空気と水を脅かす大気汚染と水質汚染があります。食に至ってはあまりにも問題が多過ぎて割愛しますが、食に関する書籍もたくさん出版されているのを皆様もご存じでしょうから、ここに挙げるのは敢えて控えます。最終章の寄稿文の中に、食の専門家の方から、その問題点を指摘した寄稿文をいただいていますのでご期待ください。

■■ 食や水も大事だがまず空気が大事

私たちが１日に摂取する「食べ物、水、空気」の量は性別年代別などにより幾分違いがあります。一般的には食べ物は約1kg、水は約2kg、空気は何と20kg（体重50kgの場合）、リットルにすれば14.400リットルもとっているのです。しかも、その空気の80％は室内からの摂取です。食べ物や水はかなりの日数我慢できますね。でも空気は数秒数分しか持ちません。当たり前ですが、人が生きていくためには、空気が最も重要だということになりますね。ですか

ら、外の空気も室内の空気も良い空気を吸いたいのは誰でも望むことではありますがこの時代、そう簡単ではありません。空気にはいろいろなものが混ざっており、新建材の材料からも、いろいろなものが出ています。家は家族のオアシスです、良い空気を吸うには、自然由来の材料に限ります。この空気の質が私たちの健康にいかに大事なものか、家族の幸せのためにいかに大事なものかがこの数字からもみて取れますね。

　良い空気、良い食事、良い水は健康の源です、それに運動することも忘れずに。私事ですが、用事がない限りほぼ毎日10km歩き病気知らず、いたって健康です。ギリシャのピポクラテスは「万物にとっては空気が重要であり、健康も病気もことごとく、空気の存在で説明できる」と言っています。

　ところで、厚生労働省が推奨している健康の3要素は、「**運動**」「**栄養**」「**休養（睡眠）**」です。この3つのバランスが崩れると、体調を崩しやすくなるのですが、厚生労働省の最近の発表では心の問題・心の健康にも言及しております。また世界保健機関（WHO）では健康の定義として次のように定めており、世界中でも広く重要視されています。「健康とは、病気でないとか、弱っていないということだけではなく、肉体的にも、精神的にも、そして社会的にも、

全てが満たされた状態にあることをいいます」。要するに体と心の健康とは、いきいきと、自分らしく生きるための重要な条件であると定義しています。

　自律神経失調症、不定愁訴やアレルギーなどは、生きるための３要素である「食・水・空気」の乱れによるものも大きな要因の一つでもあるといわれています。

　食と水に関しては皆様も気を使い、選んで購入する人が多いようですが、これからは「空気も選ぶ」意識を持つ必要があるのではないでしょうか。家・お部屋の中での良い空気は、電気で動く空気清浄機やパイプから噴き出す機械換気（24時間換気システム）ではなく、何回も何回も言いますが、自然由来の材料にしかありません（機械換気については、この３章の最後に米国の生物学者の意見を書いています）。

▦ 魂や人の思いが宿る家

　まえがきでも触れましたが、私のお話し会では必ず「お部屋は子宮、宇宙です」を話します。ある食育グループでこのお話を始めたら、会場がざわつきました。それは何かと問いますと、以前お呼びした講師の方が同じことを言われたとか。その方は有史以来からの、和の文化を伝えている千賀一生さんという方で、著書の『和の心　コズミック

スピリット』を食育グループの方よりいただきました。

　この本によれば、縄文の人たちは家の入り口を子宮にたとえ、大地の恩恵を受けるかの如く地面で生活をしています。私が思うに、地に着いた暮らしをしていたのではないか、そして女性をオカミ（神・女将）として尊敬し崇拝していたのではないかと。なぜならば、縄文の土偶はほとんどが女性なのです。

　私たちの祖先は、あらゆる物に霊魂が宿っているとの考えがあり、家に使う木の柱はその最たるものでした。そして、この在り方こそが、和（円・輪）の国である日本人らしさにつながったと思われます。時代の変化や生活の多様性とはいえ、古来より続いてきた家に対する神聖で敬虔なる想いがありました。

　一つの例としては、「敷居を踏んではいけない」という言い伝えがありまして、私も小さい頃は、父から母からしつこく「踏むな」と言われたものです。小さい頃はその意味が分かりませんでしたが、建築の仕事に携わって調べてみると、その昔、子どもは7歳になるまでは神様のものと考えられて、7歳以下の子どもが亡くなった時には、お墓ではなく家の敷居の下に埋葬する習慣があったそうです。「敷居を踏んではいけない」という考えは、敷居の下には神様の子どもの魂があったので、この言い伝えが生まれた

そうです。読者の皆様はご存知でしたか。このような家に
まつわる言い伝えは他にもありますが、時代とともに薄れ
ていき、和の国（円・輪）の良さが失われつつあるようで
す。

　幕末に日本に初めて来た西洋の人々が、「日本人は繊細
な優しさを持ち、盗難などはなく、このような国は、今ま
で見たことがない」などの感想を綴っています。これは、
まさしく和の心を持つ日本人独特の性質や、その性質が生
み出す文化にあったのではないでしょうか。でも残念なが
ら、家づくりの変遷と共に、有史以来あり続けた家の力が
少しずつなくなり、有史以来の「和の心を持った日本人が
少なくなっている」ようで、寂しい限りです。特に、オレ
オレ詐欺や闇バイトの凶悪な犯罪は、言いようのない怒り
と哀しさを覚えます。有史以来の姿に少しでも近づくため
に、また幕末明治を訪れた西洋の人が見た日本の姿を取り
戻すためにも、家づくりに対する想いや考えも見直す必要
があるのではないでしょうか。

　コシノジュンコさんも、円（丸）には宇宙があると仰っ
ていますが、『和の心　コズミックスピリット』著者の千
賀一生さんも、そのように言われています。

　さらに興味深いのは、縄文以前の旧石器時代、約
３万６千年前円形集落が形成されていたそうです。未だに

世界のどこからでも発見はされてなく、朝鮮半島や中国大陸からも発見されておりません。日本では百数か所からも見つかっていますが、人類最初の円形集落は日本列島で生まれたことが定説になっているようで、和を貴ぶ意識や習性はすでに縄文時代には芽生えていたようです。

　今の家づくりでは、地上より高い位置に部屋を造りますが、縄文時代の竪穴式住居は地面よりも低く、大地の中で生活するように造られています。縄文人が高床式の建物を倉庫として用いながら、なぜそこで生活しようとしなかったのかは、合理性や利便性だけでは説明がつきません。私の想像ですが、多分彼らは「地に足の着いた暮らし」を望み、「土のエネルギー」を知っていたのではと思います。既に研究者たちが指摘しているように、そこには、大地という子宮に通ずる暮らし、その観点があったに違いありません。私たちの祖先は、在り在りと「子宮を感じられる造形」をすることで、人間の心は安らぐものであることを知っていたのでしょう。

　服飾デザイナーのコシノジュンコさんは、丸は自然が生み出すもの、四角は人工的なものと言われていますが、もう一つ自然が生み出すものがあります。それは「斜め」です。縄文時代弥生時代の家や神社の社（やしろ）も斜めの形に作られています。この「斜め」の勾配は10寸勾配で、

角度でいうと45度になります。この勾配と角度45度以上は、エネルギーが流れる設定といわれています。エジプトのピラミッドは51度になっていますが、やはりエネルギーを集めるための傾斜とのことです。この「斜め」の形は物理的にも心理的にも自然になじみ、人の心にもなじむ形なのです。

　昭和の時代まではこの「斜め」屋根（切妻屋根）の家が多かったのですが、平成の時代になってからは、デザイン優先とか合理化などで、「切妻の家」が少なくなって、何だか侘しい家の風景になりました。平べったい家や太陽光パネルを乗せる片流れの家などは、当然エネルギーを得られるような家ではなく、ましてや、神聖なる家とは程遠いように思えてなりません。

　円形には何かしらの力があります。「一丸となって」の言葉にもあるように、子どもの遊びでも野球でも、円陣を組むと力が出やすいと。多分皆様もこの経験があるのではないでしょうか。要するに私たちの遺伝子の中には、人間が生命を維持するための一つとして、「安らぎの空間（子宮）には円や丸を求める和の遺伝子」が組み込まれていたのではないでしょうか。

引用：千賀一生『和の心　コズミックスピリット』より）

■■ 家はどこに頼むのか

　昭和の時代までは、隣近所に大工さん左官さん、建具屋さんなどがいて、工務店がありました。たいていの人は、そこにお願いしていました。

　でも、昭和の終わり頃から平成になると、大工さんが少なくなり、工務店も減ってきました。その代わりに増えてきたのが、住宅メーカーの家が立ち並ぶ総合住宅展示場でした。しかしコロナになってからは、メーカーやビルダーは、オンラインでの見学会や勉強会などを独自な方法でやり始めました。ネットで検索すれば、多くの情報がありますので、これを利用するのもいいかもしれません。でも大事なのは「最終決断は夫婦と家族で、実物を見て決める」。ネットはあくまで情報収集として考えれば良いでしょう。私がお勧めするのは、地元の工務店や古民家再生グループが行う、家づくり勉強会が良いと思います。

　今の家・住まい選びは、「外観デザイン」や「性能数値」から見定め、「大手の安心感」を信じて大多数の人は購入しています。でも視点を変え、広げることで、数値では表せない「安らぎと自然」を求めることができて、またメーカーの家づくりにはない「人の温かさ」を感じる家づくりが見えてきます。家は決して人に見せるものや、数値で住むものではありません、家・住まいは家族が精神を向上さ

せ、穏やかに安心して住まう、オアシスのようなところなのです。決して数値には惑わされないように願いたいものですが、大手メーカーは数値をどんどん出しています。でも数値程あてにならないのは皆様ご存じだと思います。

　今や全国の至るところに大手住宅メーカーの総合展示場があります。住宅取得予定者の大多数がここに見学に訪れていますが、大手が安心だからと大手を決める方も少なくないといわれています。大手の営業マンに至っては、あからさまに地元の工務店を貶めるような、セールストークを使う営業マンもいました。大手メーカーは本当に安心でしょうか。私は大手メーカーで11年もの間に設計担当、現場監督、アフターサービス担当、ローン担当など住宅業務の全てを経験してきました。この経験から申しますと、大半の人たちが「大手メーカーが安心というのは、完全な思い込みで安全神話」だと断言いたします。住宅産業は当時クレーム産業といわれて、お施主様からの苦情やクレーム処理に右往左往していた頃を思い出します。今、私が最も安心してお勧めできるのは、やはり地元の工務店などが行っているセミナーだと思います。ただ地元だからどこでもいいということではなく、しっかりと地元の情報収集をすることですね。

▓ 住宅産業はクレーム産業だった

　大手メーカーと消費者との接点は営業マンです、私も11年間住宅メーカーの社員として働いていました。上司から尻を叩かれ、お客様の迷惑など考えずに「夜討ち朝駆け」のセールス活動は、お客様の情に訴えるセールス方法です。何度も何度も、断られても行くものですから、情にほだされて契約するという時代がかったセールスが功を奏したものでした。

　当時よく揶揄されたのが、「お施主様との関係は、契約時点までが最高でその後は関係が悪くなっていく」といわれていました。大手メーカーは担当者制になっており、営業マンは契約が済めばお施主様とは縁が少なくなって、新たな営業に走り出します（そうしなければ大量受注はできません）。ですから次の担当は設計担当者、工務担当者（現場監督）へと引き継がれていきます。この引き継ぎの時に諸々の問題が発生して（営業マンが言ったことと、設計、現場監督がやることが違うなど）トラブルになったことも少なくありません。このようなさまざまな問題やトラブルを数多く垣間見てきた私は、家づくりの工務店は「ワンストップ体制」でなければ良い家づくりはできないという思いがあったので、創業してからは、ワンストップ体制を貫きました。

通常契約時点では、立派な図面が出来上がります、平面図、立面図、展開図、詳細図など初めて見る我が家の建築図面に感激してしまいます。この時気持ちは最高潮になりますね。ただ見落としやすいのが、請負工事契約約款です。

　小さい文字で目いっぱい書いてあるのでほとんどが気にもかけてはいません。ここには、当たりさわりなく「えっ？」と思うようなことも書いてあります。最近では消費者の関心を引くがごとく、30年保証、50年保証、60年保証を宣伝しており、中小零細の工務店では「できないだろう感」を出しています。でもこれには「ええっ」と、ビックリする条件が明記されているのです（これは、ある住宅メーカー勤務の方から聞いた話で、全部のメーカーがそうなのかは分かりません）。「この保証は定期的に当社のリフォーム工事を行うこと、リフォーム工事なき場合は、保証いたしません」と契約した後の約款に書かれているのです。どうして最初から言わないのか。私から言わせれば詐欺同然で、後出しジャンケンだと思いますが、言い過ぎでしょうか。長期保証のもと、高額なリフォーム代金を一生払い続けることになります。一見大きな安心と思えますが、一種のからくりではないでしょうか。

　なぜ私が高額と言えるか、それは、私が独立して間もない頃、勤めていた会社の同僚からリフォーム工事の専属工

務店にならないかと声をかけられました。大変ありがたく思いましたが、その喜びもつかの間、何と「工事費の30％を上納せよ」でした。独立当初わが社の粗利益は当時かなり少なかったので、当然ながらお断りしたのです。大手住宅メーカーはここまでしなければ、やっていけない状況に追い込まれているのです。

　乱暴な言い方をすれば、大手メーカーの住宅を持つということは、長期保証の名のもとに、家がある限り高価な工事代金を払い続けることになる可能性大です、大手の安心を買ったつもりが生涯高い代価を支払うことになるかもしれません。

　でも、私どものような零細工務店では、利益よりも何よりも、「信用をいただき喜んでもらう」ことが最優先なのです。

■■ いい家づくりはワンストップ体制で

　私はこのような、大手メーカーのシステムでは、「真の家づくり・住まいづくり」はできるはずがないと思い、本当の家づくりは、始めから終わりまで、「請負側の最高責任者が担当するのが最善ではないか」と考えて独立いたしました。いわゆるワンストップ体制です。大手メーカーのように営業、設計、現場監督が別々だと当然ながら間違い

が生じるのは当たり前です。大手メーカーはまず利益を優先します。私どものような零細工務店は、何よりも「よくぞ数ある工務店の中から我が社を選んでいただいた」と感謝の気持ちから、「いかに喜んでもらえる家づくり・住まいづくりにするか」を常に考えています。お施主様に申し上げることは「現場が始まったら、数多く足を運んでください。あれをしたい、これをしたい、は遠慮はいりません、思い付いたら、何でも職人さんに言ってください」と。思い付いた時にすぐに言えば早めの対応ができるのです。折角の家づくりです、数ある業者の中から私どもを選んでいただいたという気持ちで、悔いのない家・住まいづくりのお手伝いをさせていただきました。

　お引き渡し後はお施主様との関係はますます良くなり、NPO法人矢部川流域プロジェクトを設立の時は17名ものお施主様が喜んで会員となり、理事を引き受けてくれました。（一部のお施主様たちからは我が儘が言える工務店だとお褒めの言葉を頂戴しました）

■■ 今どきの家はパイプで呼吸する

　書店に並んでいる家づくりの指南本には、迷うぐらいの工法が紹介されています。その中でも際立つのは「自分（自社）が開発した工法は他にない最新技術の家であると

か、我々が採用している工法が最も優れている」など、唯我独尊の家づくり読本も多数ありますね。いずれにしても、機械に頼る工法が目立ちます。でも読者（消費者）がそれを理解し採用されるのには異論はありませんし、確かに素晴らしい装置だと思えるものもいくつかあります。ただ問題は機械というものなのです。機械にはメンテナンスが欠かせません。そしてメンテナンスしたつもりでも、必ず不具合が生じたり、経年変化で壊れたりするものですね。建築基準法では、プレハブ住宅やツーバイフォー住宅、マンションそれに新建材を使用した木造住宅には、機械換気（24時間換気システム）が義務付けられています。私のような自然派住宅づくりの見解では、この24時間換気システムはあまり意味がない、それどころか厄介なものとしか思えません。

　24時間換気システムの主なものは、「空気の入れ替えは機械でやります。窓の開け閉めは必要ありません」。あなたの呼吸は機械にお任せください的なものです。何だか重篤な病気の人がパイプにつながれているのを想像してしまいますね。

　換気方法には四つのやり方がありますので二つを紹介します。

　第1種換気システム（24時間換気）の特長は、天井裏の

パイプを通じて空気の入れ替えをすることです。積極的に外気を入れるので、ほこりや有害物質が入りやすく、そのためにフィルターがついています。また冬には、冷たい空気が入ってくるので、空気を温める熱交換機がついている場合もありますが正常に換気を行う為に、こまめな掃除をしなければなりません。換気扇メーカーは、それぞれの有利性を強調した製品を出していますが、あくまで機械です。不具合や故障は必ず生じます、その際天井裏のパイプを確認することはとても大変です。

　例えば、ダクト内に結露が発生した場合、カビが発生する恐れがあります。万が一カビが発生すれば、ダニも発生します。その糞や死骸が吹き出し口から室内にまき散らされます。本来ならば良い空気が出てくるところから、とんでもない異物が出てくるというようなことが起きる可能性があるのです。

　フィルターの掃除や交換が不十分であれば室内にほこりが入ってくる恐れもあります。換気とは、常に良い空気が出入りすることが原則です。オレゴン大学の生物学建築環境センター、ディレクターのジェシカ・グリーン博士は自らの講演で「機械による換気は必ずしも健康に良いことではない」と話されました。まさに正鵠を得たもので、私が発売当初から懸念していた機械換気（24時間換気システ

ム）への不安や懸念を認めていただいたようなこの発言は、心強いものでした。

　私の家づくりでは、すべて単純な第3種換気にしていました。単純な第3種換気とは、給気口から自然に空気を入れ、排気はキッチンやトイレ、浴室などの換気扇で行うというものです。換気口は手動で開け閉めができますが、私は完成引き渡し時に「給気口は閉めっぱなしで構いません」とお伝えしていました（私が使う内装材の、杉板や貝殻漆喰、合鴨有機本畳は天然の空気清浄機の役目を果たしているのです）。空気の出し入れは窓の開閉で十分なのです。シックハウス法が施行されてからも私がつくる「環境優先の家」は何ら問題なく確認申請が許可されました。窓の開閉ほど自然で安く、安全な換気方法はありません。但し、内装材料は自然素材で仕上げることが条件になります。

　24時間システムについての良し悪しは、色々な立場や条件で諸々の意見があります。以上のことは、私の長年の家づくりの経験から述べたことであり、自信を持って言えることです。いずれにしても、空気は自然のものを吸いたいですね。

▦ 10年かけて治した化学物質過敏症が一晩で再発

　ある時1本の電話がかかってきました。それは、60代前

半のご婦人からで、「再び化学物質過敏症に罹ってしまいました。新聞記事（朝日新聞夕刊の一面トップ記事・地元資源での家づくり）を見ましたがリフォーム工事をお願い出来ますか」というものでした。

　早速翌日に伺ってお話を聞いたところ「10年前息子夫婦と同居するために、住宅メーカーの家を建てたが、いきなり過敏症を発症して、引っ越しわずか2週間で転居しました。病院に通い治療を続け10年かけて治りました。息子に

■ 自然派住宅推奨の新聞記事

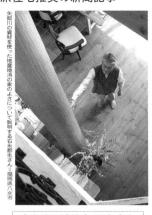

矢部川の資材を使った地産地消の家のよさについて説明するNPO代表・石永節生さん＝福岡県八女市

久留米の建築士・石永さん

奥八女産の材木
有明海産しっくい
八女産手すき和紙

矢部川発 自然派住宅

「地産地材」へNPO

福岡県南部を流れる矢部川の流域でつくられた資材や伝統工芸品を使った地産地消の家を広めるNPOの設立準備が進んでいる。「矢部川佳宅」と名付け、希望する業者には地場産の資材を販売し、シックハウス症候群の原因の一つとされる新建材を使わない家造りのノウハウなどを教える。エコツアーや環境学習なども進め、環境にも健康にも優しい家造りをめざす。（岡田玄）

NPOは「矢部川エクト」。代表の石永節生さん（61）は久留米市で建築士として活躍する木材のよさにこだわり、地元の木の家づくりにかかわるうちに、シックハウス症に…

一方、地元の自然の中で生まれ育った多くの客に…

朝日新聞平成22年（2010年）8月24日夕刊のトップ記事。

そのことを伝えると、息子は喜びリフォームを行い、壁、床、襖、障子、畳などを取り換えてくれていました。10年ぶりの我が家は自然材料を使ってくれていたので感謝した程です。10年ぶりで気持ちが高ぶっていたのか体が少しだるくなったので早めに休みました。そして翌朝は体が重くて起き上がることができませんでした。よもやと思い病院にいくと、10年間見てくれた先生が「化学物質過敏症の再発です」と言われました。何とも痛ましく、悲しいお話でした。

　化学物質過敏症の再発原因は何でしょうか。息子さん夫婦が行ったリフォームは、①ビニールクロスをはがして珪藻土に塗り替える　②畳の表替えと燻蒸処理　③襖、障子を和紙に張り替える　以上３か所のリフォームを行いました、原因は直ぐに分かりました。①の珪藻土と②の畳、それに畳をはがして分かったことですが、電気配線ジョイントボックスからの電磁波、この３点が原因でした。この原因の珪藻土と畳については、次の章で詳しく説明しますが、電磁波については、ここで説明いたします。

　毎年、次から次に生まれ出る家電製品やそれに伴う電気施設の数々。このことで、昭和とは比較にならないほどの電磁波が室内に発生しています。大別すると次の四つです。
①携帯電話中継基地からのマイクロ波

②高圧電線からの低周波
③家電製品からの低周波、高周波、マイクロ波
④壁天井配線からの電磁波
　（電場・磁場、人口の電磁波は周波数に関わらず有害であり以下のような障害があるといわれています）
　　1成長細胞の阻害・2発がん性・3がん促進性・4催奇形性・5神経ホルモン阻害性・6自殺企図、念慮性・7免疫系の異常・8ストレス反応・9学習障害
　今回の再発は④の配線コードからの電磁波が考えられます。

　平成時代になった頃から、電子機器など家電製品の普及で屋内配線の数は飛躍的に増えています。改修工事で畳を撤去し、板をはぎ取ったら部屋の中央部分に配線のためのキャップボックスがありました。依頼者の方はこのキャップボックスの真上に布団を敷いて休んでいました。ここから集中的に電磁波を浴びていたのです。対策としては、キャップボックスを人体が触れにくい壁際に移動することにしました。私が加盟していた「化学物質過敏症支援センター」では既に電磁波による「電磁波過敏症」の解明が済んでいました。化学物質過敏症のうちの3割ほどが「電磁波過敏症」だったのです。何でも電気に頼る生活では、先行きが大変心配されます。私は、オール電化住宅施工は一

切行いませんでした。

　私の電磁波対策は、まずコンセントを欧米式と同じように、３本プラグに変えて全てをアース接続に、それに伴いコンセントプレートをプラスチックからイシナガ建築工房オリジナルの陶磁器製にいたしました。ところで、皆様「アレッ」と気づかれたと思います。そうです。日本の電気製品のプラグは２本になっていますね。それでは折角のコンセントが使えないので、希望される方には、引っ越し後可能な限り、テレビなどの家電製品の２本プラグを３本プラグに付け替えました。これに対して、製造物責任に関してどうか？との批判も出ましたが、今までは、何の問題もなく、トラブルも発生していません。

　また、2004年（平成18年）１月、新築現場で初めての「電磁波シールド工事」を行いました。当然ながらシールド部分の数値は低くスウェーデンの基準値よりも低くなりましたが、驚いたのはシールド工事をしていない箇所もほぼ同じ数値だったのです。電磁波測定士の方は、おかしい、こんなはずはないと、会社に戻り新品の測定器を持ち込み再測定しました。しかし、何度測定しても当初と同じ数値でした。測定士、電気技士との協議で、イシナガ建築工房の造る家にはシールド工事が必要ないとなりました。

　それは電磁波を低減する家の仕様にありました。結論を

先に申しますと、断熱材と炭の効果でした。イシナガの家では、断熱材にセルロースファイバーを採用しています。壁の中にある電気配線からも電磁波が出ていますが、セルロースファイバーを壁の中に目いっぱい吹き込むことで、電気配線からの電磁波をシャットアウトしていたのでこれが一つの要因です。

　もう一つは炭でした。イシナガ建築工房の造る家では95％の方が床暖房を採用されています。この方法は、北欧によく見られる「蓄熱式温水暖房」です。この蓄熱層部分に大量の粉炭とセラミックを混入させています。この二つの要因で、スウェーデンの基準値以下の数値が達成できたのです。あと、イシナガの家には全てコンセントにアースがついているのは大きな特徴の一つでした。

　炭による電磁波の遮断（吸収）性能は科学的に実証されていますが、炭はよく電気を通すため電磁波を吸収し帯電を和らげる働きがあります。もちろん炭を置いたからといって全ての電磁波を吸収できるわけではありませんが、「磁場の大きさ」を小さくすることにより、その影響も小さくできることになるといわれています。

██ セルロースファイバーの断熱材

　この断熱材は、段ボールや古新聞をほぐした、完全リサ

イクルの断熱材で、もとをただせば、木からできている
「人にも地球にも優しい断熱材」です。現時点では一番優
れた断熱材だと自信を持って言えます。しかしながら、当
時は工事費が他の断熱材に比べ幾分高かったのですが、お
施主様のためを思い、セルロースファイバーの断熱材を標
準施工に決めました。この時には、羊毛断熱材もかなり検
討しましたが、私なりの吸水実験を行いましたら、意外と
水を吸うことを確認しました。また運良くと言ったら失礼
になるのですが、知り合いの家の隣が雨漏りで、その修理
を偶然に見ましたら、その家の断熱材が羊毛になっており、
かなりぐっしょりと濡れていたのを見ることができて、羊
毛断熱材を止めてセルロースファイバーに決めたのでした。
私は当初、グラスウールやロックウール、ウレタンなどの
石油系鉱物系の断熱材を使用していました。グラスウール
やロックウールの断熱材は、工事の良し悪しもありますが、
調湿能力が劣り、空気層に湿気を溜め込むことになりま
す。そのことで断熱効果が薄れて、壁内に内部結露を起こ
すことになる場合があります。特に壁の中を密閉するツー
バイフォー住宅や合板で覆う壁式工法は要注意です。また、
ウレタンはオゾン層の破壊原因にもなり、地球環境にも人
体にも良くありません。平成9年環境問題に目覚めてから
セルロースファイバーの断熱材に出会い、最初はアメリカ

から輸入されたものを使い、吹き込み工事も専用の機械を
アメリカから購入、自社で断熱工事を行っていました。そ
れから5年後ぐらいに、日本でもセルロースファイバーの
断熱材が生産されることになり、日本製品に切り替えまし
た。お施主様たちから喜ばれたのは、言うまでもありませ
ん。喜ばれる姿を見るのが嬉しくなります。

　原発問題と同等だといわれているのがプラスチックの問
題です。

　現在一般的に使われているのは、プラスチックボードの
断熱材で、正式には「押し出し発泡ポリスチレンフォーム
やウレタンフォーム」というもので、性能はある程度確保
できますが、人間と地球環境には負荷が多過ぎて、特にウ
レタン材は要注意です。このところ、目には見えないプラ
スチック（マイクロカプセルとマイクロプラスチック）が
自然環境を脅かし、人や魚、動物の体内にまでも入り込ん
でいる。この問題は放射能と同じぐらいの危険性を孕んで
いるのです。

　発泡ポリスチレンフォームの断熱材の危険性は次の第4
章でも取り上げています。

■■ マイクロカプセルとマイクロプラスチック

　マイクロカプセルは物質をミクロン単位の粒子にして、

樹脂の被膜で包んだものです。洗剤や柔軟剤、芳香剤など
に多く使われて香害として新たな公害となり、日本医師会
や環境団体から注意が呼び掛けられています。

　マイクロカプセルの大きさは花粉と同じぐらいですが、
洗濯機の中で弾けて、髪の毛の30分の１でPM2.5と同じ大
きさになって、目には見えなくなります。衣服に付着した
マイクロカプセルは、人の呼吸で肺に入り、血管を巡って
さまざまな健康被害が生じてきます。

　今、洗剤や消臭剤などは化学物質の垂れ流しで大変な事
態になっていますが、その危険性を言う声は少数者で変人
扱い、有名芸能人の宣伝などでかき消され、大量に使われ
ています。また、毒性の強い農薬「ラウンドアップ」が
堂々と売られ使われています。除草剤ですが、発がん性が
あると疑われているものでもあります。アメリカでは、損
害賠償訴訟の原告が４万３千人以上となり、「学校の校庭
整備のために使用したラウンドアップが原因で、悪性リン
パ腫を発症した」と末期がん患者がモンサント社に損害賠
償を求めました。この裁判では、がん患者に対し３億ドル
の賠償命令がラウンドアップの製造会社モンサント社に出
されました（有機農業ニュースクリップより）。

　世界保健機構（WHO）の専門機関、国際がん研究期間
（IARC）は2015年３月、ラウンドアップの主要成分グリ

ホサートは5段階の発がん性分類リストの上から2番目、「発がん性が疑われる」2Aカテゴリーに分類されると報告書を出しました。一般的な風評として、世界で使われなくなったラウンドアップが、「規制のゆるい日本に押し寄せている」そうです。

その影響は近い将来に必ず現れるでしょう。現に全ての新生児の体には生まれた時には「130種類以上の化学物質がある」と言われ自閉症、発達障害、先天的異常の急激な増加、精子や卵子の遺伝子を傷付けるなどの原因であると分かっています。子どもの数は減っていますが、いろんな病気が増えています。でも残念ながら、今の悪い状況を止める手立てはありません。その手立ては、各人の意識のみではないでしょうか。

マイクロプラスチックとは、放置されたペットボトルなどのプラスチックの製品は風雨や太陽にさらされて砕け、5mm以下になったプラスチックのかけらのことを、マイクロプラスチックと言っています。クジラのお腹からプラスチックがたくさん出てきたテレビの映像は記憶にありますね。さらに人間の糞にも含まれていることが確認されています。5mmの大きさは、だんだんと微細になり、目には見えなくなります。九州大学の調査では、長崎県雲仙の樹氷にも含まれていたそうです。また早稲田大学の調査で

は、富士山頂、富士山麓、丹沢大山山頂の雲から、微細プラスチックが見つかったと報道されていました。

　マイクロプラスチック、マイクロカプセルは既に地球上の至るところや人間の体内にまで入り込んでいます。私が加盟していた、「化学物質による大気汚染を考える会」では、プラスチックによる健康被害の研究をしていますが、プラスチックは擦れただけでその物質が「摩耗粉」となって飛散するとのこと。民家などに飛来し、網戸に付着するそうです（『絵でとく健康への環境対策・プラスチックからの新しいVOC空気汚染』より、社会評論社）。

　このように既に、プラスチック由来の有害物質は私たちの周りに、空気に混ざって浮遊し侵入しています。人間はそれを吸い込み病気の要因になっているのです。尚、このことを分かっている医療関係者は多分ごくわずかかと思われます。

　繰り返しますが、**プラスチックは分解しません**。今のところ、微量だからと安心しているのか、世の中にはプラスチック製品がところ構わずあふれ出ています。

　子どもや孫ひ孫の先を思うと恐ろしいものです。

　繰り返しになりますが、この問題の解決は私たちの意識にかかっているのではないでしょうか。断熱材は当初、暖かい家づくりや寒さを防ぐために、人を基準として生まれ

ました。最近では、温暖化や病気を防ぐためにと称していますが、私に言わせれば本末転倒で、利益優先の売るための断熱材に思えてなりません。特に外断熱工法は、その最たるものです、この外断熱の危うさは、次の章で述べます。私の家づくりは地球環境を優先しています。人は自然の一部なのでその次です。環境に良ければ人にも良いのです。でも人にいいから環境にもいいとは言えません。

▪▪ 安らぎの空間は材料の良し悪しにあり

　さまざまな建築工法、さまざまな建築材料が開発されていますが、大手建材メーカーが作る建築材料はほぼ全て石油系の新建材なのです。最近では自然素材もどきの新建材がたくさん作られており、プラスチック系の建材が大多数を占めています。その中でも床材は実に巧妙に作られており、建築業界の人しか分からないと思います。私は「もどき建材、騙し建材」と呼んでいます。ちなみに、畳表もビニール製があり、見た目には分からない程に精巧です。先にも書いていますが、工業製品は必ず経年変化で劣化し、場合によっては人体に害を及ぼします。それに引き換え、昔から連綿と続いてきた本物の材料（杉、檜、漆喰、畳など）は、「孫子の代までも」と言うほど長持ちいたします。さらに加え、体と心にいい影響を与えてくれるのです。繰

り返しになりますが、プラスチックは分解せず、放射能と同じぐらいの危険性があります。

　家づくりの材料にプラスチックを使うことが多くなってきました。特に酷いのは、従来木で作る部位の全てがプラスチック製の擬木で床などの内装材が作られて、病気になっても当たり前の家づくりです。昭和の前半まではそのような家づくりはありませんでした。

▓▓ 大企業に寄り添った法改正

　昭和30年代になると、高度成長と共に、建築材料も工業製品、いわゆる石油系の新建材が数多く開発されて、建築工事の合理化と効率化が図られ、建築業界はその恩恵に浴しました。でもその反動は、新建材の施工者、利用者に不幸をもたらしました。土壁に代わる新しい断熱材のグラスウールやアスベストは現場で働く職人さんに甚大な健康被害をもたらしました。これらを扱った職人さんたちは、中皮腫でがんに罹患したり塵肺になったり、苦しみ亡くなる方々が跡を絶たない状況となってしまったのです。私がお付き合いしていた材木店の親方からは「多くの大工さんがグラスウールを吸い込み、亡くなられました」と聞きました。グラスウールが出た当初はむき出しのままで肌にチクチクしていたことを思い出します。この被害を受けて全国

各地で今裁判訴訟となっています。

　石油由来の材料を使った家づくりでは、新建材やビニールクロスからの化学物質でシックハウス症候群や化学物質過敏症という新しい病名の発症が続き、2003年（平成15年）7月、国も急遽シックハウス対策の建築基準法を制定しました。でも残念ながらこの建築基準法は「真剣にシックハウス症候群を防止したい」と考える人たちや団体からみれば全くのザル法でした。なぜならば、「本来ならば、危険物質とみられる13物質の全てを規制物質にすべきところを、企業の抵抗に遭い、ホルムアルデヒドとクロルピリホスの2物質のみが規制物質となりました。クロルピリホスは既に製造中止になっていますので、実質的にはホルムアルデヒドのみが規制物質となりました。

　材料の優劣を決める基準として☆☆☆☆・フォースター（☆4）が設定されました。ある建設官僚は☆4では不十分と☆6を提言しましたが、☆4を主張するグループに押し切られました。

　実質規制されたのはホルムアルデヒドのみで、それ以外の規制されなかった多くの物質の数値は、紙面の都合で割愛しましたが、本来であればこれらの物質も規制すべきでした。市場経済、資本主義経済の中とはいえ、行き過ぎた大企業保護の建築基準法としか私の目には映りませんでし

た。

　私は夢を見ていました。法改正の審議が始まった時は、
「これでビニールクロスがなくなり、漆喰壁や板壁が増え
て、山が良くなり地方が良くなり体も良くなる」とバラ色
の夢でした。ところが蓋を開けてみれば、ホルムアルデヒ
ドが微量出ても良い（☆4）との甘い規制には目の前が
真っ暗になりました。そして今でも法改正前と変わること
なくビニールクロスが使われています。ビニールクロスに
は、可塑剤や難燃剤を始め、防カビ剤・着色剤・発泡剤・
安定剤など多くの化学物質と重金属類が混ざっています。
☆4の決まり方は、ある一定の環境基準の中で決められま
すが、生活の在り様はそれぞれの家庭で全くちがいます。
共働きの家庭では昼間は窓を閉め切っています。真夏の猛
暑の日には室内環境が相当ひどい状態のはずで、微量化学
物質が大量になっている可能性があります。それでも、直
接的には体の不調を感じないかも知れませんが（感じる人
もいる）じわじわと不定愁訴や自律神経失調症に罹り、或
いは「生活習慣病」などともいわれています。でも私に言
わせれば、生活習慣病は詭弁であり、本来ならば「化学物
質習慣病」というのが正しいのではないでしょうか。

　尚、室内における総揮発性有機化合物量（TVOC）は暫
定値として400µg／㎡以内と定められています。ちなみに

400 µgは0.0004グラムで１万分の4gになります、微量でも決して安心できないのです。その極め付けは国会議員宿舎です。2010年（平成22年）８月４日東京新聞の朝刊に「巨額の割に対策不備？議員会館シックハウス」の記事が出ました。

　国会議事堂の裏手に新しい宿舎が完成し、議員さんが引っ越したところ、臭いが酷くて30数名の議員さんが、新しい宿舎を出ていかれ、シックハウス症候群の被害が出ていることが分かりました。毎日新聞も４回の連載記事で取り上げ、☆４の建材でもシックハウスは発症すると警鐘を鳴らしました。これを受けて国会の場でも議論がなされましたが、「国の指針を超える濃度の化学物質は検出されていない」と説明。国も建材メーカーも、法律に即した建材を使っているので問題ないと回答して、うやむやになりました。国や企業は決して責任を認めません。繰り返しになりますが、国の指針値の決め方がとても甘いのです。

　改正建築基準法で定められた建材でもこのありさまです。

▪▪ 全国でもトップレベルの成績を出す

　2002年（平成14年）に国土交通省、環境省と厚生労働省の３省が一体となり引っ越してから６か月以内の新築住宅における室内空気質（化学物質）の全国調査が行われまし

た。これは、2003年（平成15年）にシックハウス対策の建築基準法を1年後に控え、法律の施行前と施行後の比較をするための調査でした。イシナガ建築工房で新築されたお施主様T様が県の保険関係の職員だったこともあり、半ば強制的に受けさせられたそうです。測定は2日間にわたり、たくさんの機材を持ち込んでのものでしたが、検査終了後T様から興奮した喜びの声で電話をいただきました。「イシナガの家は噂通りの家でした、全国の調査対象住宅で、ダントツの数字が出ました」と興奮気味の声で連絡をいた

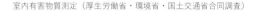

■ シックハウス対策法施工前のTVOC予備調査（平成14年10月実施）

室内有害物質測定（厚生労働省・環境省・国土交通省合同調査）

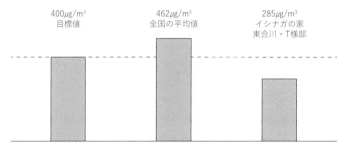

400μg/m³
目標値

462μg/m³
全国の平均値

285μg/m³
イシナガの家
東合川・T様邸

予備調査は新築入居後3〜6ヶ月の生活している状態での室内化学物質、200種以上が2日間かけて測定。数値は少ないほど良い。

公的機関が行う公明正大な測定数値です。実験室の数字ではなく、実生活の中での数字なので自信が持てました。また、当時に比べ仕様内容がかなり改善されていますので、さらに良い空気環境となっています。むくわれた思いでした。

施主のT様より・調査実施機関・福岡県保健環境大気課・平成14年10月実施

出典：福岡県保健環境研究所大気課
調査実施機関：福岡県保健環境研究所大気課

だいたのです。

　先に述べましたように、総揮発性有機化合物（TVOC）の基準値が400μg／㎥以下に対して、全調査件数の平均が435μg／㎥と基準値を突破したのに対して、T様の家は265μg／㎥と基準値を大きく下回ったのでした。私は、数値を目指した家づくりをしたわけではなく、環境と人に良い材料を使っただけのことでしたが、たまたまその結果数値が良かっただけなのです。でも、この全国調査は、私に大きな自信と希望を与えてくれたのです。それは地元の材料を使えば間違いのない、「総揮発性有機化合物（TVOC）」の少ない家づくりができる。国が証明してくれたような検査結果に、私は強い確信を持つことができました

　この調査結果は2002年（平成14年）のものでしたが、2007年（平成19年）に、千葉大学とSハウスを主とするメーカーなど22社が集まり、準国家プロジェクト「ケミレスタウン・化学物質のない家づくり街づくりを目指します」と大学構内にたくさんの実験棟が建てられ、注目と賞賛が浴びせられました。その研究実験の目標第1は「総揮発性有機化合物（TVOC）が400μg／㎥の家を目指す」でした。

　私は、この発表に大きな驚きと疑問をもったのです。発足2年後の2009年（平成21年）にはホームページ上で遂に、

総揮発性有機化合物（TVOC）400μg／㎥を達成したと大きな見出しで出ていました。しかし細かい記事をよく読んでみると「ほぼ達成したとみられる」この記事には唖然としたものです。なぜならば、この発表の前、東京顕微鏡院主催の「食と健康」の公開セミナーで大学教授とＳハウスの技術者は次のように言ったのです。「自然素材を測定すると数値がばらばらで一定しない。その半面、工業化建材は常に数値が安定している。よって私たちは自然素材を排除する」と壇上で発表がありました。開いた口がふさがらないとはこのことです、大学の教授と住宅トップメーカーの発言だったので、一時的ではありましたが専門家といわれる人たちからは「ああ、自然素材もダメなのか」と風評被害が広がって、自然派の私たちは大変な迷惑を被りました。

　私が義憤を覚えるのは、「工業化建材は常に数値が安定している」と言いながら「なぜ、ほぼなのか」です。既に私が造った家は、国の調査でケミレスタウンプロジェクトよりも５年も前に数値に対する策を取ることはなく、地元の天然自然の材料を使うことで400μg／㎥以下を達成し、実際の施工は1999年（平成11年）に着手し完成したので、大企業の面々と大学の共同研究が、私の小さな零細工務店よりも８年も遅れて取り掛かり、400μg／㎥を目指すこと

が、とても不思議でなりませんでした。

■■ 自然素材は菌にも優しかった

　私たちの体は37兆とも60兆ともいわれる多くの細胞で形成され、その体や家（部屋・オフィス）はたくさんの微生物（菌）が棲息しており、菌と共に暮らしています。その菌にはいい菌（常在菌・善玉菌）と悪い菌（悪玉菌）が混在しており、私たちの体は菌に支配されている（守られている）といっても過言ではありません。しかしながら、現在の建築に使われている内装建材には、工業製品の新建材が多く使われています。昔の建築では、木と土と紙の内装材で天然自然のものでした。常在菌（善玉菌）は天然素材を好み、昭和30年代頃までの家にはたくさんの常在菌（善玉菌）が棲息し、人々の免疫力を高めてくれました。でも残念なことに工業製品の新建材の家では常在菌が棲みにくくなって、家の中から常在菌（善玉菌）が減っているのです。

　一例を挙げますと、私の知人が経営している都会の食材店では、お客様と味噌づくりをしており、その終了後にはそれぞれのお宅に持ち帰りますが、ほとんどの方の味噌にはカビが発生するそうです。でもお店ではカビは発生しません。なぜならば、お客様の住まいはマンションかプレハ

ブ住宅（新建材の内装材）なので常在菌（善玉菌）が少ないのです。お店は漆喰と杉板の自然素材でリフォームされており常在菌（善玉菌）が多く、カビがないのです。ですから、お客様たちはお店に「置かせて」と容器ごと持ってくるそうです。今まで、体を守ってくれた常在菌（善玉菌）が少なくなることは、免疫力が弱くなり、病気に罹りやすい体になることなのです。このようなことからも、内装建材には自然素材を使っていただきますよう切にお願いいたします。

　病気にならない家づくりは、内装建材はもとより、カビ、ダニと菌の問題をしっかりと熟知することがとても大事なことです。今のカビ、ダニ対策は主に化学物質によるものが多いようです。5章で詳しく説明しますが、当、NPO法人矢部川流域プロジェクトが作る「すごすぎさん」ボックスに入れた食パンは約6年間もカビや腐れがありません。これは、選ばれた杉の「すごすぎさん」が持つ、他の天然材料にはない、調湿効果、抗菌及び殺菌によるものです。5章と特別寄稿文で確認ください。繰り返しになりますが、アメリカのオレゴン大学生物学建築環境センターディレクター、ジェシカ・グリーン博士は、「菌と共生できる建築」を提唱されています。博士が来日された時の講演を聞きましたが、その中で「機械による換気は健康的ではない」と

も話されました。機械換気については、この方法ができた当初から、私が懸念していたことを明確に発言していただき、嬉しくもありホッとしました。

> ヤジ馬 （菌はまともだねえ。ビニールクロスやプラスチック建材は嫌なんだよ。しかし、人間はよう、ビニールでもプラスチックでも平気でありがたがって住んでいるんだぜ。これじゃ抵抗力が落ちて、体もおかしくなるし、病気になりやすいんじゃないかねえ。）

■■ 子宮のお部屋は子育て応援リフォーム減税で

　意外と知られていないのですが、表記のようなリフォーム減税が幾つかありますので、念のためにご紹介いたします。

　2023年11月17日に開催された自民党税制調査会総会にて、宮沢洋一税調会長の発言では、以下のようなことが議題に上がり、多分決定されるでしょう。

　来年度の税制改正に向けて、政府・与党は子育てしやすいように住宅をリフォームした場合の所得税の減税策を検討する。子育て世帯の居住環境改善を支援することで、少子化対策につなげる狙いがある。年末にかけて、与党の税制調査会で結論を出す。住宅リフォームに関しては、すでに耐震やバリアフリー、3世代同居などに関する減税策

がある。これに加えて、国土交通省とこども家庭庁は子育て対策も追加し、標準的なリフォーム費用の10%（最大25万円）を所得税から差し引く仕組みの創設を求めている。念頭にあるリフォームは、子どもの転落防止用の手すりの設置や防音性の高い床への交換、子どもを見守りながら家事ができる対面キッチンへの交換、子どもの成長にあわせて間取りを変更できる可動式の間仕切り壁の設置などです。これは、まだ案の段階ですが、多分遅からず決定をみる、と思ったので紹介しました。

　以上は自民党税制調査会の案ですが、私の提案としては、上記の案に付けくわえ、杉板など自然素材での壁天井の張替えを、是非とも追加して頂きたいものです。

　以上子育てリフォーム減税（案）の紹介でしたが、既にあるものは、

①通常リフォーム減税

　リフォーム減税とは、リフォームをおこなった場合に、税金の控除や減額などを受けられる制度です。

②所得税が減額される

　所得税の減税は「住宅ローン減税」と「投資型減税」の2種類があります。住宅ローンを借り入れてリフォーム資金を確保する場合は住宅ローン減税、自己資金による現金払いを選択する場合は投資型減税を利用します。

③こどもエコすまい支援事業

　こどもエコすまい支援事業とは、子育て支援と2050年カーボンニュートラルの実現を目的とした事業です。子育て世帯や若者夫婦世帯が、こどもエコすまい支援事業者と工事請負契約を結び、対象工事をおこなった場合に補助金が支給されます。

④こどもみらい住宅支援事業

　幾つかの条件を満たす方が対象になります。こどもみらい住宅事業者と工事請負契約等を締結し、リフォーム工事をする「こどもみらい住宅事業者」とは、工事発注者に代わり、交付申請等の手続きを代行し、交付を受けた補助金を工事発注者に還元する者として、予め本事業に登録をした施工業者です。

　それぞれの詳しい内容は工務店さん又は設計事務所、或いは行政の建築指導課にお尋ねください。折角の減税措置を使わない手はありません。

第 2 章

子宮のお部屋に最適な
建築材料とは

■■■ 家づくりは映画づくりと同じ

　映画への興味は何といっても誰が主役なのかですね。

　主役即ちスターなのです。でも映画はスターだけでは成り立ちません。スターの脇を固める脇役の存在で名作になるか、駄作になるのかが決まってしまいます。実は家づくりも全く同じです。家づくりの主役は骨組みといわれる構造体にあります。主役の構造体（桧、杉など）がどんなに素晴らしく立派であっても、そこに使われる脇役の内装材が化学物質を含んだ建材ばかりだとどうなるでしょうか。アレルギー反応、シックハウス症候群や化学物質過敏症などの懸念もありますね。主役の桧、杉がかわいそうですね。でも脇役の内装材が自然素材だと、アレルギー反応、シックハウス症候群や、化学物質過敏症もなく主役の桧、杉がさらに引き立ち、素晴らしい名家が出来上がります。たとえ、コンクリートの家でも、自然素材の脇役であれば同じです。すなわち、映画づくりも家づくりも脇役の存在（材料）が重要になってきます。

　厚生労働省のホームページによると、シックハウスの原因として「近年、住宅の高気密化高断熱化が進むに従って、建材などから発生する化学物質などによる室内空気汚染などと、それによる健康影響が指摘され、シックハウス症候群と呼ばれています。その症状は、人によってさまざまで

す」と掲載されています。

私が勧める名脇役の材料紹介

　私が活動している、NPO法人矢部川流域プロジェクトは、福岡県筑後市に拠点があり、そのそばを流れる川を矢部川といいます。矢部村から有明海に流れる、総延長61kmで距離の短い川です。

　ここには、連綿と続くたくさんの物づくりがありました。

　前の章でも話しましたが、平成8年地球村代表の高木義

■ 素晴らしい内装材の産地・矢部川流域

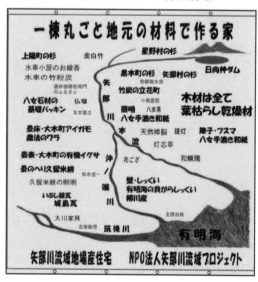

・新月伐採の八女杉材
・八女の手漉き和紙
・立花町の竹炭
・上陽町の水車場の粉
・大木町の合鴨稲藁
・三橋町の有機イ草
・大和町の貝殻漆喰
・城島町のいぶし銀瓦
・「すごすぎさん」の木工製品

■ 家づくり〈三種の神器〉健康づくりに

大学の研究機関で科学的にも証明されました

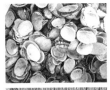

貝殻漆喰→有明海の赤貝
★放射能も吸着します
★コロナ等ウイルス対策に効果的

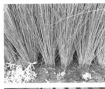

無染土のイ草で作るタタミ表
★ドロ染していない無染土
★化学物質過敏症の方に重宝

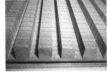

三日月伐採の板すごすぎさん
★類を見ない魔法の板
京都大学が日本薬学会に論文提出

之さんの講演を聞き大きなショックを受けました。それは、自分が使っていた建築材料が地球環境に大変な負荷を与えていたことでした。今使われている建築材料のほとんどは、工業生産の化学建材（新建材）になっており、メーカー、商社、問屋、建材店、工務店と販売ルートが決まっています。ですから、一般消費者も設計事務所工務店も当たり前のようにこのルートに乗った新建材を使っています。私自身も恥ずかしながら高木さんの話を聞くまでは、何の疑いもなく新建材を使った家づくりを行ってきました。私は高

木さんの話をきっかけに、新建材の使用を止めて、人と地球環境に負荷をかけない地元の材料を使うことに決めました。その材料は私の会社から車で30分ほどの矢部川流域にたくさんあったのです。当時は福岡県久留米市に会社を構えており、すぐ近くには日本三大急流ともいわれる大河の筑後川があったので、矢部川のことなど気にも留めていませんでした。正直なところ本当にビックリしました。材木からイ草、漆喰、手漉き和紙があり、これだけで十分家ができるのです。当然ながら全てが天然素材の優れたものでした。しかしながら、地元の工務店さんたちもこれらの材料を使うことなく新建材オンリーだったのでした。すぐ目の前にこれだけの建築材料があるのに、ほとんどの工務店が私も含め、無関心だったのでした。私はそれぞれの生産者さんを訪ねて協力をお願いし、地元資源での家づくりが可能になり、生産者の方及びお施主様からも喜ばれました。地元資源での家づくりを開始してから10年目、地元資源の家づくりが危機を迎えようとしていました。それは平成20年、残念なことに地元資源の物づくりができなくなる事態になっていたのです。後継者の問題や大企業の大量生産に押されて、産品産物の生産者の廃業が続き、材料ができなくなると私の家づくりもできなくなる。何とかしようとお施主様や職人さんたちとNPO法人矢部川流域プロジェク

トを立ち上げました。このNPOは産品産物の生産者を応援する目的で設立いたしました。このことで、朝日新聞社を始めとする大手新聞３社と地元の新聞社からの取材と、業界紙の日本住宅新聞の取材を受けて、紙面いっぱいの大きな記事で紹介されましたが、その中でも朝日新聞社は夕刊の一面トップ記事にしていただき大変な反響があり、身が引き締まるものでした。日本住宅新聞では、何回も取り上げて応援していただきました。また、全国から同業者の方々も私の取り組みに関心を持ち視察に訪れました。その他、いろいろな機関からの要請を受けて、NPO法人矢部川流域プロジェクトの取り組みを各地でお話させていただく光栄にも与りました。

■■ 名脇役三種の神器・一つ目・貝殻漆喰

　矢部川が流れ込む有明海、福岡県柳川市大和町の河口に貝殻漆喰工場があります。昔は有明海沿岸には多くの貝殻漆喰工場がありましたが、今では最後の１軒になりました。早く安くの代表的な新建材の壁材の出現（ベニヤ板、ビニールクロス、珪藻土など）で貝殻漆喰の生産者は需要が減り続け廃業の危機に追い込まれました。貝殻漆喰の製造は家庭内企業の零細なもので、到底大手の会社には太刀打ちできません。しかし、新建材にはないとても優れた性能

があります。**私が使った漆喰は赤貝の缶詰のむき殻から作るもので、数ある建築材料の中では、最もサスティナブルな材料です。一般的に使われている漆喰は、石灰岩から作る漆喰で、石灰岩は2億5千年前のサンゴなどの海棲生物の死骸が堆積、長い年月をかけて二酸化炭素を吸収して化石化、地殻変動により海洋プレートで地上に運ばれ隆起し山となりました。即ち石灰の山は昔全て海だったのです。一般的な漆喰は、その山塊を崩して石灰石を採取しています。**

　貝殻漆喰は製造方法がサスティナブルで、品質にも優れた漆喰です。この貝殻漆喰がなくなることは、大きな損失で後に続く世代に申し訳ないというのが、NPO法人矢部川流域プロジェクトを立ち上げた一番の思いでした。

　それでは、貝殻漆喰の何が素晴らしいのでしょうか。

1.　VOC（揮発性有機化合物）の吸着分解、放射能も99.9％吸着したと近畿大学は実験の発表をしています。千葉県柏市の新築住宅でも同じ結果でした。

　　また、CO_2を吸収して分解します。1㎡当たり600g吸収しますが500mlのペットボトル664本分となり、8帖の部屋では28kg吸収し、ペットボトル31,208本分にもなり、ドラム缶では78本にもなります。

2.　漆喰の壁自体が呼吸し、抗菌作用と共に、湿度を整え

る調湿効果が大きいのでカビの発生する率は非常に少ないものです。

3. 家の中の嫌な臭いを取ってくれる、脱臭消臭効果が大きい。

4. 漆喰の壁はpH 12 ～ 13のアルカリ性なので付着したウイルスはほぼ生きることが難しいのでコロナなどのウイルス対策には最適です。

5. 化学物質の接着剤は不使用なのでアレルギーやシックハウス症候群の対策には最適です（つなぎは海藻とスサ）。

6. その他、鳥インフルエンザ対策（厚生労働省推奨品）や農作物の病虫害対策にも使われており、まさしく万能選手なみです。

7. 燃えないので火災に強いですね。埼玉県の川越市や福島県喜多方市は、漆喰造りの古民家が立ち並ぶ観光地ですが、ここは江戸時代に大きな火災に遭って、火に強い漆喰で建て替えられたのです。
　では実際には火にどれくらい強いのか、それぞれの左官職人さんや工務店が家の模型をつくり実験しています。ビニールクロスを張った部屋と漆喰を塗った部屋の燃焼比較では、当然ながらビニールクロスの模型は燃えて、漆喰の模型は燃えませんでした。足腰の弱い

人、小さい子どもが逃げ遅れても助かる確率は、ビニールクロスの部屋よりも、漆喰の部屋の方がはるかに高いことは、言うまでもありません。

8. 藍染のなかで、化学物質を使わない昔ながらの染液を作る「天然灰汁発酵建て」にも使われています。

（その他たくさんの利点がありますがキリがありません）

　NPO法人矢部川流域プロジェクト活動拠点の古民家は明治15年出雲から移築されたものであり、そのご縁で出雲大社に伺った折に聞いたのですが、「大国主命が幼少の頃火傷をしたので、赤貝の粉をハマグリの汁で練って傷口に塗り火傷を治した」と『出雲国風土記』に書いてあることを教えていただきました。同じようなことは『古事記』にもあるそうです

　（その他沢山の利点がありますがキリがありません）

　私どもが使う貝殻漆喰は有明海で獲れた赤貝で作られています。

　2011年（平成23年）3月11日の福島原発事故のあと、千葉県柏市の一部が放射能ホットスポット地区になりました。その地区で同年9月から住宅の建て替え工事が行われ、翌年2月に完成し入居されました。この住宅の壁天井には貝殻漆喰が使用されており、壁天井で約300㎡塗りました。

翌年の４月に自治会で住宅の放射能測定調査が実施され、何とこの住宅のみが放射能数値・セシウムがゼロに近いものだったそうで、放射能を吸着したのです。

電話でこの知らせを聞いた時は、半信半疑でしたが、その数か月後業界新聞の記事に、近畿大学の研究で、建築用のボードで実験が実施されセシウムを99.9％吸着したと書かれていました。

柏市の建て替え住宅が、放射能数値が「ゼロに近い」ものだという調査報告に私は確信を持ちました。それまでは、火・湿気やウイルスに効果的な漆喰と思っていたのが、何と放射能までも吸着したのです。それ以後貝殻漆喰が関東方面の工務店さんからは相当数の注文をいただきました。

尚、業界新聞に載った「漆喰が放射能を99.9％吸着」の発表の記事は一般紙には掲載がなく、その他マスコミの報道も全くなく、こんなにも優れた漆喰を報道しないことが、実に残念でした。

ヤジ馬 （そりゃそうだよ、こんな良いものを皆が知ったら、空調会社やビニールクロスはお手上げだよ。それにしても広告主に対する忠誠心には恐れいるね）

■ 放射性セシウムを 99.9% 吸着した貝殻漆喰で建てた住宅

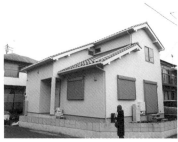
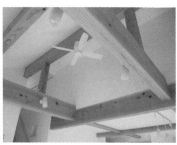

平成24年1月26日入居、千葉県柏市の放射能ホットスポットに建て替えた。自治会による放射能一斉調査でセシウムの数値がゼロに近かった。

■■ 10年かけて治した化学物質過敏症が一晩で再発・2

　珪藻土で化学物質過敏症。第1章でも触れましたが、再度の案内です。

　ある時1本の電話がかかってきました。それは、60代前半のご婦人からで、「再び化学物質過敏症に罹ってしまいました、イシナガ建築工房の新聞記事を見ましたがリフォーム工事をお願いできますか」というものでした。

　早速翌日に伺ってお話を聞いたところ「10年前息子夫婦と同居するために、プレハブ住宅を建てたがいきなり過敏症を発症して引っ越し、わずか2週間でアパートに転居しました。病院に通い治療を続け10年かけて治り、再び息子家族と同居することになりました。息子にそのことを伝えると、息子は喜びリフォームを行い、壁、床、襖、障子、

畳などを取り換えてくれていました。10年ぶりの我が家は珪藻土などの自然材料が使われており感謝した程です。10年ぶりで気持ちが高ぶっていたのか体が少しだるくなったので早めに休みました。そして翌朝は体が重くて起き上がることができませんでした。よもやと思い病院に行くと、10年間診てくれた先生に、「化学物質過敏症の再発です」と言われました。」10年かけて治した化学物質過敏症が、一晩で再び化学物質過敏症が発症した、何とも痛ましく悲しいお話でしたが、その原因の一つは珪藻土でした。

息子夫婦が行ったリフォームは、①ビニールクロスをはがして珪藻土に塗り替える　②畳の表替えと燻蒸処理　③襖、障子を和紙に張り替える。以上３か所のリフォームを行いました、原因はすぐに分かりました。③の電磁波については、１章で説明いたしました。①の珪藻土と②の畳、それに畳をはがして分かったことですが、電気配線ジョイントボックスからの電磁波、この３点が原因でした。珪藻土は自然素材なのにどうして？と皆様が思われます。

■■ 原因の珪藻土はなぜ駄目だったか

珪藻といえば七輪ですね、主に石川県の七尾市で作られています。

珪藻土が建築に使われ出したのは意外と新しく、私の記

憶では1993年（平成5年）くらいからだと思います。珪藻土そのものは調湿効果に優れており、お風呂のバスマットなどにも使われています（2020年には、一部の量販店でアスベスト入りのバスマットが販売されて、大きな問題となりました）。でもこの珪藻土を建築材料として壁に塗るためには「樹脂の接着剤を入れなければ塗れない」のです（バスマットも何かを入れなければ、固まらないのです）。化学物質過敏症が一晩で再発した原因は樹脂の接着剤を入れた珪藻土にあったのです。息子夫婦が珪藻土のことを知っていたら再発を防げたかも知れません。しかしながら、珪藻土に接着剤を使っていることを書いている説明書は見たことがありません。私が加盟していた「化学物質過敏症支援センター」では同じように、「珪藻土の塗り壁で症状

■ 久留米市 K 様

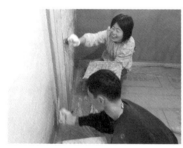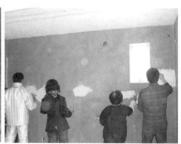

夫婦で、姉弟で塗っています……著者撮影

がひどくなった」という話は数例聞いたこともありました。本当のことを言わない書かない製造会社は意外とあるようです。真実は自分の足で探すしかありません。体力気力も要しますが。

（もう一つの原因である畳は次の項で書きます）

▓▓ 三種の神器・二つ目・無染土イ草本畳

　私が作る畳は、イ草が福岡県柳川市三橋町のイ草、畳床は福岡県大木町の合鴨農法の稲わらを使っています。

　我が国のイ草生産は、2021年（令和3年）現在、全国の生産量は6,390トンですが、1位は熊本県の6,360トンの生産量で99.5％のシェア、2位は福岡県の30トンで0.5％の生産量シェアとなっています。

　以前は、岡山県、広島県、佐賀県でも栽培されていましたが、中国産イ草の輸入拡大や生活様式の変化などで、生産量が減り、生産者の廃業も続いており、地元産のいいイ草がなくなっていくのは、私としては淋しい限りです。

　尚、イ草の生産量も2004年（平成16年）は20,700トンの生産量でしたが、2022年（令和4年）は何と5,810トン、18年間に4分の1に落ち込み（農林水産省調べ）、いかに和室がなくなり、イ草が減ったかが明確に分かります。

▩▩ 国産イ草畳の危機と中国産イ草畳

　化学物質過敏症再発の原因・畳はなぜ駄目だったのか…前の章で紹介しました。10年の歳月を要して治した化学物質過敏症が一晩で再発した原因の二つ目を説明します（一つ目は珪藻土でしたね）。畳に使われる畳表は、そのほとんどが中国からの輸入に頼っています（2023年9月23日朝日新聞記事）。当然ながら田圃も栽培も農薬を使用しており泥染めもされています。国内でのイ草を生産している熊本県八代市の生産農家でも同じように泥染めをしています。

　イ草は刈り取りの後は必ず泥染めがなされます。この目的はイ草の乾燥を早めること、畳を青々しく見せることが二つの大きな目的です。しかしながら、30年も前に、泥染めによる健康被害が発生、病名は「イ草染土塵肺」と認定されました。※（イ草染土塵肺の調査は大学が独自に行ったものや、研究機関が行ったものがありますが、業界からの調査研究の報告は見当たりません。紙面の都合で、1件の発表のみを掲示いたします。1975年10月25日に川崎医科大学公衆衛生科の岡本正氏が「イ草染土塵肺とその背景」を発表されていますが、1970年から半年間調査を行ったとあります。他に、全国労働安全衛生センター連絡会議「安全センター情報・317号・2010年4月15日発行」には特集記事として、「中国寧波における畳じん肺・労働者と職業

病予防の現状」が掲載されています。)

　長年自然住宅や健康住宅を建ててきた私でさえ知らないことで、「生産者とイ草問屋」のみが知ることでした。このことは、NPOのイ草生産に協力いただいている生産者から聞いたもので、その本人も既に肺が真っ白な状態になっておりイ草の生産を止めました。このような負の出来事に関しては、業界（畳問屋・商社）は開示しないのです。では泥染めの何が問題なのでしょうか。

　通常使われている一般的な畳には健康を阻害するいくつかの危うさがありますが、その一つが泥染めです。泥染めの目的には代表的な二つがあります。

　一つ目は、イ草の乾燥を早めるため

　二つ目は、イ草の畳を青々しく見せるため

　このようなことで、昔から泥染めが行われていました。昔の泥染め用のドロは近くの自然のドロを用意できました。それが昭和の後半頃になると、農薬汚染などで近くのドロは使えなくなり、工場生産のドロとなりました。このドロには二つの目的のための薬品が混ざっていたのです。多くの生産者はこのドロが原因で塵肺を発症して働けなくなり、または塵肺を恐れての廃業が続きました。この塵肺は「イ草染土塵肺」の病名がつけられました。

　このような薬品漬けのイ草は、化学物質過敏症などの重

症患者の方には、すぐに反応してしまい再発を促します。シックハウス症候群の方や化学物質過敏症の方々からよくきたお問い合わせは「お宅の畳は泥染めしていますか、していませんか」というもので「泥染めしていません」と答えると皆様大喜びで「やっと探し出しました」と喜びのお言葉をたくさんいただきました。化学物質過敏症の方は、畳に対してとても敏感なのです。実に残念ではありますが、畳工業会では今でも泥染めが推奨され行われています。例えて言えば原発の安全神話と同じで、「泥染めしなければ、良い畳は作れない」との強い思い込みがあるように感じます。私はこの泥染めの危うさを、過去の歴史の一つとしてお話し会でお伝えしています。また印刷した資料にも書いています。でも悲しいかな、泥染めのことで、過去には数回にわたり畳業界と思われる人から、苦情というか嫌がらせの電話がきています。いずれにしても、イ草に関しての情報はほとんどないに等しいもので、今までの経過を見ると、畳業界にとってマイナスになるような情報は全てが問屋の段階でストップされているように思えます。

　古代より連綿と続いてきた日本のイ草が絶滅の危機に陥っています。平成時代になると中国産の安いイ草がどんどん輸入され生産農家は廃業に追い込まれて多数の自殺者も出たほどでした。それに加えて大手建材会社がビニール

畳や和紙畳を製造して、生産者に追い打ちを加えたのです。私がNPO法人矢部川流域プロジェクトを設立したのは、このことも要因の一つでした。世界に類のない日本のイ草は「和の文化であり、おもてなし文化の代表的な畳」。私たちは、何としても日本文化の礎でもあるイ草と畳を次の世代のためにも、守りつないでいかなければなりません。画像でお見せできないのが残念ですが、日本産と中国産では品質で大きな違いがあります。例えば、イ草の断面を顕微鏡で見ますと、日本産はイ草の芯が丸く中身がぎっしり詰まっています。中国産のイ草は中身がスカスカで、芯が楕円になっています。これだけ大きな違いがあるにも関わらず、商社、問屋はただ安いというだけで、品質の悪い中国産イ草を大量に輸入し、地元生産者に大打撃を与えたのです。このことで生産者の廃業が続き、大変な事態に陥り、連綿と続いてきたイ草生産とその生産者は途絶えようとしています。

　今の一般的な畳は自然素材がなくて、畳の芯はプラスチックボードが多く、裏側にはビニールが使われて、化学物質の塊となっています。まさしく化学物質汚染畳といったら言い過ぎでしょうか。これでは、病気になるのは当たり前です。

　このような化学物質の塊である畳を敷くよりも、杉板や

桧板のフローリングにして、その上にフロアー畳（厚20㎜×85㎝×85㎝・無染土畳表・竹炭シート張・NPO法人矢部川流域プロジェクトで製造販売）をお勧めいたします。

　泥染めをしたのが有染土・泥染めをしないのが無染土…何だか分かりにくいですね。例えて言いますと、ピカピカに磨いたリンゴが泥染め（有染土）、磨かないリンゴが（無染土）と覚えてください、皆様どちらのリンゴを食べたいですか。残念ですが畳工業会（問屋主導）は未だに泥染めを推奨し、未だに続けています。彼らは泥染めをしなければ、いい畳ができないとの思い込みが、泥染めの安全神話につながっているようです。私たちのパンフレットには、「イ草染土塵肺」のことを掲載していますが、過去に数回業界人と思われる方から、抗議の電話がありました。「今では防塵マスクをして行っているので、塵肺は発生していない、そのことは言わないでほしい、パンフレットにも載せないでくれ」と。それを受けて私が「畳は最終的に誰が使うのですか、消費者でしょう。化学物質過敏症の方はドロ染めがダメなのです」と切り返し、あーだ、こーだと言っているうちに、電話が途切れるのです（この本を読まれて業界の方は何と思うでしょうか）。

　しかしながら私の経験から言わせてもらえば、化学物質過敏症の方々は、ドロ染めなしの畳を求めており「泥染め

なしの畳ありますよ」と言うと、皆さん大喜びされるのでした。畳表の仕上がりも、泥染めなしのイ草の方が良いと断言できます。ちなみに泥染めしたばかりの畳表と、泥染めしない畳表を小学生に見せたところ、泥染めしないほう（無染土）がきれいと言いました。また、畳づくりに協力してくれた生産者のMさんやKさんが言うには、泥染めは湿気を呼びやすい（イ草の芯にドロが詰まっているので、ここに湿気が溜まり、従ってカビが発生しいのです）、泥染めをしていない畳は湿気を呼びませんと話してくれました。

■■ 小児喘息とカビ、ダニが発生しやすい化学畳

　今、使われています一般的な畳には自然のものが少なく、全くない畳もあります。その材料のほとんどが石油製品でできており、尚かつ通気性のない材料なので、湿気やらカビが発生し、アレルギーやシックハウスの原因にもなります。日本環境保健機構の調査によると、一般的な畳には数千万匹のダニ（ヤケヒョウヒダニ、コナヒョウヒダニ）がおり、カーペットやソファなどのカビを合計すると、一軒の住まいには一億匹は生息していると結果が出ています（日本環境保健機構の調査より）。このことからも、「小児喘息の80％が家の中のカビ、ダニが原因」なのが頷けますね。

カビ、ダニは万病のもと、予防が大事・こまめな掃除を習慣的に行ってください。今の一般的な家づくりにおいては、高断熱高気密の家が主流をなして、空気の入れ替えは24時間の機械換気となっています。繰り返しになりますが、家づくりの変化で住まいのあらゆるところで、あらゆる物にカビ、ダニが発生しており、**風通しが悪く湿気が溜まりやすい場所は要注意です。**カビは湿度の高い環境を好み、湿度60％以上あれば生えてきます。お風呂場は湿度60％を超えがちなので、毎日しっかりと掃除をして、予防対策は以下のことを心掛けてください。

1.　**晴れ間には窓を開けて換気をする**
2.　**部屋の湿度を40度以下に下げる**
3.　**ダニの隠れ場所を排除する**
4.　**床面に掃除機を丁寧にかける・１㎡を20秒間で**
5.　**寝具・布団の掃除**
6.　**除湿機・エアコンを上手に活用する**
7.　**こまめな掃除を習慣付ける**

　カビ、ダニはアレルギーのもとになります。ダニ駆除の商品も出回っていますが、予防が一番大事ですのでしっかりと掃除をお願いいたします（掃除機をかける時には、必ず窓を閉めてください。窓を開けたままだと風でダニやほこりが舞い上がります）。もし一般的な化学畳しか用意で

きない時は、畳を止めて杉板や桧板のフローリングをお勧めいたします。この方がよほど安全です。

■ 小児喘息の80％

家の中のヤケヒョウヒダニ・コナヒョウヒダニ

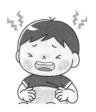

日本環境保健機構調査：家一軒には約１億匹のダニ

　（私が加盟している、一般社団法人日本環境保健機構では家の中のカビ、ダニなどさまざまな研究や実験、調査などを行っています。）

　さらに怖いのが、この畳が燃えると畳床の断熱材から猛毒が出て、人を死に至らしめます。いわゆる一酸化炭素中毒で、畳の芯はプラスチックのボードでイソシアネートという化学物質などが使われています。これに火がつくと強烈な煙（一酸化炭素）が出て、これを吸いこむと「１〜２分で体が麻痺」して動けなくなります。建物火災の死亡原因は、この煙の一酸化炭素中毒によるものがほとんどです。一酸化炭素は、塩ビ系の家具や敷物、日用雑貨品、ビニー

ルクロスからも発生します。また、畳の裏面はビニールになっています。畳の芯もプラスチックなので、通気性が全くありません。通気性がないということは、湿気が溜まり、カビ、ダニの温床になりますね。このようなことで、小児喘息の80％が室内のカビ、ダニが原因だとわかります。先ほども書きましたが、こんな畳を敷くよりも杉板や桧板のフローリングが良いですね。

　長期優良住宅制度が設けられて、税の優遇措置を受けられる制度ができました。その要件の一つに、外断熱工法なるものがありますが、外断熱の材料に化学畳の芯と同じプラスチックボード（発泡ポリスチレンフォーム）やウレタンフォームが使われているのです。これに火がつくと、たとえ燃えなくても燻るだけでも、一酸化炭素が煙となって発生し、煙を吸い込んで生命が奪われるのです。

　私たちのような自然派環境派からみると、とてもできることではありません。

　さらにあろうことか、断熱効果が良いということで、床断熱、屋根断熱と称して床一面と屋根面にプラスチックボードを敷き詰めているありさまには愕然とします。なぜこのような材料が、堂々と大手を振って使われているのでしょうか。皆様ご存知のように、資本主義経済のなせるもので、この材料の安全性を強調し、テレビなどのマスコミ

で宣伝する。今の世の中は全てがこの流れで動いています。何回も言いますが、これからは、ものを見る目が必要かつ重要なのです。ほとんどの建築関係者は何の疑いもなく、これを使い、また消費者も何の疑いもなく、受け入れています。まことに嘆かわしい限りです。

■■ 危険な外断熱材と床断熱材

ほとんどの住まいづくりには石油化学系の、発泡ポリスチレンフォーム・ウレタンフォーム・フェノールフォームなどの断熱材が使われています。安くて施工性も良く断熱性能が良い、この断熱材を売る側も工事する側も簡単便利で最高の材料だと思い込んでいます。でも残念ながら、知ってか知らないのか、この材料の危険性については、何も書かれてなく、言う人もいません。

この断熱材の何が危険だというと、製品により多少の違いはありますが、火災の時にこの煙を吸い込むと、１分から３分ぐらいで神経系統に麻痺がきて動けなくなり、倒れ込み煙を吸い続け命を落とすケースがほとんどとのこと。2021年12月17日の大阪雑居ビル放火火災では27人の尊い命が奪われましたが、一酸化炭素中毒死でした。消防庁の研究機関がこの火災を検証したところ、出火から１分足らずで高温の煙が充満したとのこと。これと同じ火災事故は平

成14年にも東京新宿で、リフォーム工事用として階段の踊り場に積み重ねていた発泡スチレンフォームに火がつきその煙を吸い込み、何と41人もの死者が出ましたが、この時の教訓も何ら生かされておりません。

　断熱材は多種多様ありますが、私が推奨するのはセルロースファイバーです。長年使ってきて、今ある断熱材で人間への危険性を考えた場合、石油化学系断熱材よりも遥かに安全で安心できる断熱材だと思います。「自然素材は高い」ということで敬遠されていますが、化学製品の断熱材は当然ながら環境にも悪く、煙が出ただけで「命の危険」が伴います。自然界からは消えることがない、マイクロプラスチックとなり人間を含む動物の体内にも、既に取り込まれています。その危うさは、放射能と同等か或いはそれ以上だと私は思います。自然素材の断熱材セルロースファイバーにはそのような危険性はありません。本来であれば、このような自然のものに補助金を出してほしいものですね。多少高くても健康と命には代えられません。他のところを削ってでも、ぜひセルロースファイバーを採用願いたいものです。

　化学畳やプラスチックボード断熱材などの原料にも使われている、イソシアネートはホルムアルデヒドの代替えとして諸々の製品に使われています。環境に出たイソシア

ネートとポリイソシアネートは人体にも大きな影響を及ぼしています。自らその被害を受けた方々やお医者様が書かれたレポートがありますので、詳しく知りたい人はネット検索で見ることができます。

【環境に広がるイソシアネートの有害性】検索

■ 環境にも人にも優しいセルロースファイバーの断熱材

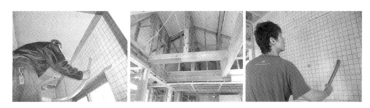

今ある断熱材では最良の断熱材です。

写真は著者撮影

▦ 生産者と共に作った合鴨有機無染土本畳

　人は人生の３分の１が畳の部屋で就寝すると一般的にはいわれていますが、日本文化の代表的な畳が厳しい状況にあるのを踏まえ、NPOでは「安全安心の畳を作ろう、全国でもここにしかない畳を作ろう」と、生産者と一緒になって作りましたのが、「合鴨有機無染土本畳」です。畳表は無染土のイ草、防虫シートは竹炭シート、畳床は合鴨農法の稲藁、畳裏は麻布シートで作りました。一般的な畳

とは違い通気性があるので、湿気てもカビが出ませんし、都会のマンション住まいの方々からも、カビは出ません、ダニも出ませんとご報告をいただいています。この畳を敷くことで安らぎのある空間となるのですね。ご採用いただいた数人の方からは、「氣を感じます」の感想を頂戴いたしました。「何も手を加えないスッピン」の材料には畳に限らず、氣を感じるものが多いようですね。

　後がない本物のイ草は「家づくり三種の神器」の一つです。イ草の現状をるる述べてきましたが、いずれにしましてもイ草生産者は、後がないほどの厳しい状況に追い込まれています。このところの新築住宅、マンションには和室が少なくなり、あってもビニールや和紙のモドキ畳が増えています。この傾向は大手建材メーカー主導のもとで普及が進み、あろうことかイ草生産地の問屋までもがその流れに乗り、イ草生産者を窮地に追い込みました。まさしく生産者は、中国産イ草との挟み撃ち状態なのです。イ草畳の復活は、皆様方消費者の環境意識、物づくりの応援意識に頼る以外にはありません。はっきり言って踏ん張り切れないとこにきています。日本の和の心、おもてなしの基本中の基本である「イ草と畳」を皆様の力をお借りしてでも守りたいものです。

第 3 章

杉の効能効果

■■ 花粉症の原因は大気汚染物質とアレルギー

　スギ花粉症が1964年に初めて報告されてから、その後は大幅に花粉症の患者さんが増加していますがその要因として、大気汚染物質や衛生状態、食事内容、などいくつかの要因がいわれています。

　ちなみに花粉症のメカニズムを簡単に言いますと、花粉の表面と内部にあるアレルゲン物質（抗原）が自然に割れて（破裂）分離して体内に侵入し抗体と結合して、花粉症を発症するのですが、自然に割れる花粉はわずか２割弱で、その大多数がPM2.5などの大気汚染物質（黄砂・車の排ガス・ごみ焼却や工場の排煙から出る炭素物質・金属物質・硫酸塩・硝酸塩など）と接触し相互作用して、花粉が割れアルゲンが拡散し花粉症が発症します。

　決して、スギ花粉だけでは花粉症は起こりえないのです。よく言われるのが、離島へ行くと花粉症は治るといいますが、沖縄やハワイなど化学系工場が少ないところに行くとすぐ治まると言う方もいます。今や国民病とまでいわれている各種のアレルギー患者は２人に１人だそうで、日本だけに限らずWHOでも声明を発しているくらいです。『アレルギー医療革命』（NHKスペシャル取材班・文芸春秋）によれば、「文明の利器に頼らず、アメリカで200年前の暮らしを続けているアーミッシュの人たちにはアレルギーに

罹った人はいないそうです。我が国では、1950年代までは
アレルギーは非常に少なく、1960年代以降から急速に広
まった」と書かれています。昔の生活に戻ることは難しい
とは思いますが、やはり自然から離れた生活の方がアレル
ギーには罹りやすいようですね。

▦ 木の力、森の力で森林浴療法

　杉に対する違和感を和らげるために、「スギ木口スリッ
ト」発明以前と「スギ木口スリット」以外での、杉に対す
る過去の評価を先にお話しいたします。

　森を歩きながらその森林に身も心もゆだねる。穏やかに
今までを振り返り、時には森の手入れをする。そんな森の
中でひと時を過ごすことにより、己や人々が元気になるの
が「森林療法」です。（以下は、田中淳夫著『森を歩く』
角川SSコミュニケーションズ、上原巌著『森林療法最前
線』全国林業改良普及協会参照）。

　森林療法の名付け親でもある。東京農業大学教授の上原
先生は大学を卒業後地元の長野県内の農業高校教員になり、
不登校の生徒の相談に乗ります。その際上原先生は、室内
ではなく森を歩きながら相談に乗っていました。さらに、
地域の養護学校の生徒たちとも交流が始まり、知的障がい
者と接することが多くなりました。彼らは教室や体育館の

中で行うゲームよりも、里山で遊ぶほうが著しく元気になるので、木のある環境が何らかの良い影響を与えると思い付きました。上原先生は、その研究のために高校教員をやめて大学に再入学、ドイツの森林保養地を訪ねてクナイプ療法を知ることになります。

クナイプ療法とは、人間が持っている自然の力を引き出すために「水療法・植物療法・運動療法・栄養・バランス」、これらを結び付けることで、体と心に働きかけるホリスティックな治療のことです。ドイツでは、この治療法も健康保険が適用されています。日本でもこのような治療に保険適用があれば嬉しいですね。

上原先生が言う森林療法とは「まずは森を歩くというのが一つ、ヨーロッパなどには、森林内の起伏を利用して作られたリハビリコースを歩く方法があります。また、森林内を歩きながら、置かれているベンチや切り株で休み、森林の景色や木々の梢を見ることで、自分自身を見つめ直す心のカウンセリングを行う方法。自らの体を動かして森林の手入れをし、森林の健康を回復させていくことで、自己の生命力や治癒力を回復させる、作業療法という方法もあります。それから、少し治療とは異なりますが、デンマークやドイツでは、園児と保育士が自然環境の中で過ごす森の幼稚園など、保育・教育的な方法も実践されている」と

挙げられています。

　森林療法の実際例を挙げますと、**上原先生が数年前に、**鹿児島県のある病院で行った事例です。そこでは入院患者の平均年齢が81.8歳、約７割の方が認知症と診断されていました。徘徊行動や物盗られ妄想、暴言・暴力行為などが多発し、患者さんの不安も増し、他者とのトラブルを招きやすい状況を作り出していました。同病院の院長とあるきっかけで出会った私は、ちょうどその病院の裏手に手付かずの鬱蒼とした放置林があったので、「作業療法」を取り入れた森林保健活動をお勧めしたのです。その結果多くの患者さんに見違えるような効果が現れました。

　ほんの一例ですが、アルツハイマー型認知症を患っていたある男性は病前、警備関係の仕事をされており、自宅の裏山で山仕事もされていました。入院後は、他者との交流は受動的で自ら話しかけることもなく、ぼんやりと過ごしているような状況でした。この男性と、鋸で丸太切りをしたり、なたで皮むきをしたり、杭打ち等の作業を行ったところ、それまでと打って変わって笑顔になり、積極的に作業を行うようになったのです。さらには、道具の使い方や作業姿勢などを職員に指導するほどになり、その様子をご覧になったご家族も「まだこんなに元気があって、昔の仕事も覚えていたなんて」と驚いておられました。「すごす

ぎさん」の研究でも認知症に効果的とのことが報告されています。木の力、森の力はすごいですね。

■■ 休むとは

2002年（平成14年）に出版された船瀬俊介著『コンクリート住宅は９年早死にする』（リヨン社）より解釈し引用させていただきます。

休むとは、「人」が「木」に寄り添って「休む」と書きます。人は木とともに暮らすことで、心身を休めることができます。英語で「森」は「forest」と書きます、「rest」は「休む」の意味であり、森林は休息の場所なのです。日本と西洋は遠く離れていますが、どちらも「木」は「人間」の暮らしに必要不可欠なものだと、文字と言葉で教えています。

■■ 杉に関する今までの評価

杉は日本の固有の樹種です。
ヒノキ科スギ属・語源は直木（すぎ）
まっすぐ伸びる性質を示したもの
学名はクリプトメリアジャポニカ
この意味は、日本の隠れた財産
須佐之男命がヒゲを抜いたら杉になり

胸毛を抜くと檜になった。

これは日本書紀に書かれています。

花粉症で悪名高い杉、杉と聞いただけで身を反らす人が多いですね。いやいやちょっと待ってください。「杉はもう悪者じゃない」。この文言は朝日新聞の特集記事に掲載された表題です。この特集記事では京都大学を始めとする、産官学の共同研究で発明された技法により、杉に含まれる成分が人間の「心と体」に良い影響を与えることが科学的に解明されました。これは特許取得もされており正式名はスギ木口スリットです。私たちは「すごすぎさん」の愛称でご紹介し普及させています。この研究成果については、第5章で詳しくご説明いたします。「すごすぎさん」発明以前のスギに対する評価や効能は大学や専門の研究機関で発表されていましたが、「すごすぎさん」はそれらを裏付けるものとなりました。皆様の杉アレルギーを少しばかり取り除くために、その一部を最初にご紹介いたします。

■ コンクリート造りは冷輻射に要注意

今の社会生活では老若男女、子どもから大人までストレス社会となっており、細菌やウイルスからの病気よりもストレスからくる病気の方が多いといわれています（ストレスとは、外からの刺激に対する体や心の反応のこと）。生

活習慣病、不定愁訴、心の病、心筋梗塞、高血圧、心臓病、脳卒中など重篤ながんまでありとあらゆる病気の要因の大半がストレスによるものなのです。

　有機物（木）と無機物（コンクリート）の差が歴然となりました。

　静岡大学家畜飼育科水野教授の実験によると、木・鉄・コンクリートのケージにそれぞれマウスのオスメスを入れて子を産ませ、生まれた子のマウスを23日間その生態や行動を記録しました。生まれてきた仔マウスの23日間の生存率は、木のケージでは85.1％、鉄のケージでは41.0％、コンクリートの場合は6.9％です。木のケージは当然と思えますが、コンクリートの数字にはショックを覚えました（ちなみに、島根大学の研究でもコンクリートの住宅に住む人間は、他の住宅に暮らす人よりも９年寿命が短いと報告されています）。また、肉体的にも木のケージの仔マウスの方がはるかに優れており、精神的な面においても驚愕するほどの違いが出ています。コンクリートと金属のケージの中の母親マウスは、仔マウスの面倒を見ることなく、弱った子どものマウスを食い殺したのです。

　※ちなみに、2022年度（令和４年）の幼児虐待相談件数は前年度より11,510件増えて219,170件で、亡くなった子どもは50人以上だそうです。この数字は1990年（平成２年）

より統計を取り続けて以来毎年増加しております。これをマウスの実験から鑑みるに、人間社会にも当てはまるように思えてなりません。医療薬品の試験でもマウスの結果次第でクスリの承認が左右されています。マウスは個体が小さいので、結果が早くわかるのです。

　コンクリートに比べ、木のケージで育った母親は子どものマウスを懸命に育てました。「有機物の木」と「無機物のコンクリートやプラスチック、ビニールクロスなど」の差は、マウスに限らず人にも当てはまるのではないでしょうか。化学物質の塊でできた内装建材の部屋と天然の内装材でできた部屋では、当然ながら体や心に与える影響は違ってくるはずです。学校でのイジメや暴力の増加、児童虐待の増加と子どもの自殺が増え続ける要因にも関係ないとは言い切れないものがあります。また、学校の校舎においても木とコンクリートの比較調査を財団法人日本住宅木材技術センターが実施、「木造校舎の環境が及ぼす教育効果調査報告書」によれば教師も生徒児童もコンクリート校舎についての設問では、その大部分において、マイナスであると考えていたことが分かりました。その半面、木造校舎については、先生も生徒もほとんどがプラスの評価でした。この結果から言えることは、コンクリートづくりの校舎（建物）が、コンクリート自体からの冷輻射により、体

の芯から体温が奪われて、その結果がストレスとなり、さまざまな体調不良を生む要因であるのが、はっきりと認識できました。従って、学校の校舎は先生も生徒も快適に学習できる環境及び快適に過ごせる環境が絶対条件ではないでしょうか。たとえ、コンクリートやビニールクロスの部屋であっても、壁天井を杉板でリフォームすることにより、快適な住環境ができあがります。

　以上学校の実例ではありますが、住宅においても有機物と無機物の部屋では、同じ結果になるのは、火を見るよりも明らかです。

ヤジ馬　（そりゃそうだよ、オギャーと生まれた時から新建材の部屋で過ごし、衣服は化繊、食べ物は添加物の生活では、微量なりとも化学物質を吸い続けているのでそうなるのは当たり前だよ。俺が大臣だったら強制的に、自然素材で部屋のリフォームを閣議決定するけどね、もちろん補助金は出すさ）

■■ インフルエンザに対して

　コロナ禍の中で、殺菌作用、抗菌作用の商品がたくさん出回りました。心配なのがウレタンのマスクでこれは化学物質からできています。たとえウイルスを防げたとしても、それ以上に化学物質を吸い込んでいるのではないでしょう

か、特に黒のマスクは熱を吸収するので怖いですね。

　実は私たちにとって身近な杉にも天然の抗ウイルス・抗
菌作用があるのです。健康的で快適なお家時間を過ごすの
に役立つ木材は、インフルエンザウイルスを始めとするウ
イルス感染症に対して一定の抑制効果があることが確認さ
れています。木造校舎と鉄筋コンクリートの校舎を対象に
した調査では、木造校舎の方がインフルエンザによる学級
閉鎖の割合が低くなるという結果が得られました。さらに
鉄筋コンクリートの校舎であっても、内装材に木を多く使
用した場合には、木造校舎と同じくインフルエンザによる
学級閉鎖の割合が低くなることが分かっています*。つま
り教室やお部屋に木材を使用した方が、ウイルスに感染す
るリスクが少なくなるということです（全てのウイルス感
染症に必ずしも有効かどうかが証明されているわけではあ
りません）。

　これは、木材が持つ「調湿作用・抗菌作用」による効果
ではないかと考えられ、木材のなかでも杉が顕著だといわ
れています。木材は、空気が乾燥している状態では、木材
中に含まれている水分を吐き出して収縮し、湿気の多い状
態では、空気中の余分な湿気を吸収して膨張します。天然
のエアコンディショナーとして、湿度を調整してくれるの
です。インフルエンザウイルスは、高温多湿の環境では生

存率が低下することで知られており、**気温20°**以上、湿度50〜60％の環境下で最も生存率が低くなります。木材の調湿効果でお部屋の中の湿度を保ち、乾燥を防ぐことができれば、ウイルス感染症対策にもつながります。

| ヤジ馬 | （そりゃそうだよ、薬だって化学物質だよ、そんなもん飲んだら一つ治って二つ三つ病気が出てくるよ）

*橘田紘洋『木造校舎の教育環境』（2004）公益財団法人日本住宅・木材技術センター
東京都健康安全研究センター「インフルエンザ情報 第5号」（参照2020-7）

▓▓ 机と椅子でインフルエンザ罹患率の実験

　九州大学教授綿貫茂喜先生は2004年（平成16年）の冬季に次のような実験をされました、ここでも杉の持つ素晴らしさが実証されています。この実験内容のことが2005年（平成17年）3月17日、西日本新聞朝刊に掲載されたのを引用します。実験対象学校は熊本県小国町立小国中学校1年生98人。実験期間、2004年（平成16年）12月から平成17年2月の90日間。
1組は新品の杉の机と椅子
2組は新品のスチール合板製の机・椅子

３組は今までのスチール合板製の机・椅子

実験方法　・定期的に生徒全員の血圧や脈拍・体温を測定

　　　　　・免疫物質「免疫グロブリンA」の唾液中の

　　　　　　量も測定

実験結果　・血圧や脈拍・体温は３グループとも変化なし

　　　　　・唾液中の免疫グロブリンAの量は

　　　　　　１組新品の杉の机椅子37％増加

　　　　　　２組新品のスチール合板の机・椅子1.7％の

　　　　　　増加

　　　　　　３組今までのスチール合板の机・椅子4.4％増

　免疫グロブリンAは細菌毒素やウイルスに対して、生体を守るための防御になっている。「杉の机・椅子が免疫活動を高める」ことを実証できたと綿貫教授が話されました。

　要するに杉の机・椅子を使えば、インフルエンザにも罹りにくく、学級閉鎖も減少する。また、他の大学の先生たちも、杉の板を床や壁に使い、同じような結果を出されています。

■■ 乳がんになりにくい

　西日本地区で20年間（1968年〜1988年）にわたり、乳がんと木造住宅との関係を調査研究した結果、木造化率が高いほど乳がんが少なく、木造比率が低いほど乳がんが多

いとの結果が出ています。

1968年は木造化率100％の家では乳がんの死亡が0.5％に対して、

1988年は木造化率60％の家で乳がんの死亡が1.5％と３倍にも増えています。わずか20年の間に、いかに木造住宅が減り、非木造のプレハブ住宅などが増えたかを示すものと思われます。ちなみに、2020年の乳がん死亡率は、10万人に対して23.5％です（国立がん研究センター統計より）。これは、非木造に限らず、食べ物やアレルギーも影響していると思います。学校でのインフルエンザ調査や木造教室の調査をみても、杉の良さが改めて分かります。

| ヤジ馬 | （杉でお部屋を作れば、医療費が大幅に少なくなるし、山の環境が良くなるのは子どもでも分かるのになあ〜） |

出典：木材科学講座５「環境」海青社

▦ 木材と菌

木材はウイルスだけでなく、菌に対しても増殖を抑制する作用を持ちます。これは木材に含まれるフィトンチッドと呼ばれる物質による効果です＊。

フィトンチッドは、森林浴の際に感じられる森の香り成

分を意味する言葉として用いられることが多いですが、厳密には香り成分そのものを示すものではありません。フィトンはギリシャ語で「植物」、チッドはラテン語で「他の生物を殺す」を意味することからも分かるように、本来は植物が細菌やその他の生物から身を守るために放出する揮発性物質を総称する言葉でした。

　自分の意思で動いたり逃げたりすることができない植物が、厳しい自然界を生き抜くために生み出した抗菌作用や防虫作用を持つ物質。それがフィトンチッドなのです。フィトンチッドとされる物質としては、β-ツヤプリシンやα-カジノールなどのテルペン類と呼ばれる有機化合物が挙げられます。このテルペン類の中には、さらにモノテルペンやセスキテルペンといったさまざまな種類の有機化合物が存在し、このうちモノテルペンに分類されるものが主に木の香りを放つ成分であると考えられています。

*大平辰朗「森林の癒し効果を担う森林の香り」『におい・かおり環境学会誌』2010,41巻,pp.188-196

　日本人の生活に根差すなじみ深い杉、実は抗菌作用を持っています。杉と聞くと花粉症の原因というイメージをお持ちの方が多いのですが、木材自体には花粉は含まれていないため、心配はいりません。むしろ杉には、セドロールやβ-オイデスモールといったセスキテルペンが含まれ

ており、健康作用をもたらしてくれるのです。セドロール
はリラックス効果を与え、β-オイデスモールは漢方薬の
そうじゅつ（蒼朮）の主成分でもあり、多くの研究成果が
知られています。β-オイデスモール胃酸の分泌を抑制す
ることで潰瘍の進行を抑え、経口投与することで、精神的
ストレス負荷時に交感神経の興奮を抑制する効果があるこ
となどが報告されています。さらに、食中毒菌や黄色ブド
ウ球菌に対して抗菌作用を発揮することも知られています。
　また、杉に含まれる成分のセドロールには、睡眠効果が
あります。眠りにつくまでの時間が短くなることで睡眠時
間が長くなるだけではなく、睡眠の効率が良くなります。
杉の成分のセドロールには血圧を低下させて心拍数を少な
くさせる効果もあります。睡眠については、5章に詳しく
でています。

▓ 木材は地球を救う

　木材は生産過程で森林を形成し、大気の浄化、大地崩壊
の防護、生態環境の保全など、公益的な役割を果たしつつ、
太陽エネルギーを有効に活用し、省エネルギーで無公害的
に生産される。その構造は合理的で繊細にできており、な
じみやすく美しい風合いを備えているので、住宅の材料と
して、最も優れた生活環境を構成するのに最適です。

また、加工しやすく、その際の消費エネルギーは他の建材に比べて非常に少ない。環境条件が適切ならば法隆寺のように、1300年以上の耐久性が保証できるのです。それに、不要になっても紙やバイオマスとして利用され、廃棄に際しては、エネルギーや肥料、飼料として利用され、無公害で水と二酸化炭素に分解され、再び森林において木材に再生される。このような木材資源の循環は、未来における資源の理想的なあり方の規範になるでしょう。それに対して、石油資源を例に取るまでもなく、ほとんどの資源は循環しにくく、その過程で公害を出しています。木材資源は未来型の優れた特徴を持つ資源であり、「人類といつまでも共存しうる資源」、まさしく温故知新の資源です。そのための私たちが取る行動は、木材の生産、消費を絶やすことがないように、住宅を始めとするあらゆる物づくりに、木材を利用することですね。このことで、地球環境が豊かになり、子どもたちへも美しい形で、バトンタッチができます。

▦ イジメと暴力と自殺の対策には自然材料を

　令和元年度小中高等学校における、いじめの件数は612,496件（前年度543,933件）、前年度に比べ68,563件（12.6％）。中でも、小学校のいじめ件数が大幅に増加している。重大事態件数は723件（前年602件）、前年に

比べて121件（20.1％）増加し、いじめ防止対策推進法施行以後で最多件数となりました。

　また、暴力行為の発生件数は78,787件（前年72,940件）であり、前年度から5,847件（8.0％）増加しています。過去5年間の傾向としても、小学校での暴力行為が大幅に増えており（平成26年11,472件→令和元年43,614件）、自殺に関しては、317人（前年度332人・平成26年232人→令和１年317人）。

　この背景として、イジメの増加とその認知が暴力行為につながっていると、報告書には書かれています。イジメ、暴力行為共に学校側が認めたイジメであり暴力行為です。表に出ていないものを含めるとかなりの件数になると思われます。自殺はわずかに減少したものの、自殺が跡を絶たないのは、きわめて憂慮すべき事態なのです。文科省はこれを受けて2019年１月、有識者会議での提言（対策）を発表し、全国の教育委員会に実施の旨を伝えました。

　しかしながら、有識者の提言が全く活かされていなかったことが明らかになりました。厚生労働省と警察庁が2023年（令和５年）３月14日発表した2022年度（令和４年）の小学生、中学生、高校生の自殺者が514人で過去最多だったことを公表しました。有識者会議の提言は、人員や物（電話）を増やした物理的なもので、環境面や生活面に言

及したものがなく、危惧した通りの結果になりました。私の提言は、教室を杉などの自然材料でリフォームし、森林浴の時間割を設けることです。

　以上わずかですが、杉の本当の姿を紹介しました。杉の誤解は解けましたでしょうか。京都大学などの産官学の共同発明の、スギ木口スリットの「すごすぎさん」は以上のことを数値で明確に表したものです。杉は必ずやあなたの味方になります

　
| ヤジ馬 | （有識者会議の先生たちはご年配の割には、木や漆喰のことを知らないね。ここの会に若いママたちが入ったら、あっという間に解決すると思うよ。有識者会議は半数を女性にするべきだね） |

　第5章は新月伐採の木から作った魔法のような天然の板「すごすぎさん」のお話です。ご期待ください。

第 4 章

三日月伐採・月の神秘

■ お月様の影響

　私が使う木材は、福岡県八女市矢部村の八女杉を三日月伐採（下弦当日から7日間に木を伐る）した杉を使っています。従来は新月伐採といっていましたが、新月伐採の文言が商標登録されているために使えないので、三日月伐採という文言（商標登録申請中）で文中を進めていきます。

　私たちの体と地球は、少なからずお月様の影響を受けています。それは、潮の満ち引きと同じく、お月様には引力があるからです。地球の70％は海水で満たされています。私たちの体にも約70％の塩分を含んだ水があり、これは海水に似ているために、月の引力に影響を受けているようです。また、月の満ち欠けは、29.5日の周期で繰り返されており、28日から35日を周期とする月経とそのリズムが近いのです。陰陽節では男性が陽、女性が陰といわれていますので月と女性は密接な関係性があるようです。三日月伐採は月の引力が関係しており、三日月伐採は女性のためのものかも知れません。実際のところ、イシナガ建築工房とのご縁は90％が奥様主導のご依頼によるものでした。言い換えれば男性よりも女性の方が感性の面で優れている証だと存じます。例えば、岐阜県郡上市高鷲町では、ハハノテシゴトという若いお母さんたちが立ち上げたグループがあります。連綿と受け継がれてきた里山の物づくりや暮らしぶ

りを、子育てをしながら、地道に穏やかに再現し実践され
ています。郡上は杉の産地でもあり、私の三日月伐採の話
をきっかけに、杉の葉っぱで草木染をし、杉の鋸くずで枕
をつくるなど地元の杉に愛着をもち、三日月伐採にも取り
組み森林ツアーなども行っています。国に頼らず補助金不
要の地域おこし協力隊なのです。次の写真は、三日月伐採
の講習と体験会のものです。女性による女性のための三日
月伐採全国各地で広がれば、社会の仕組みが変わるかもし
れません。

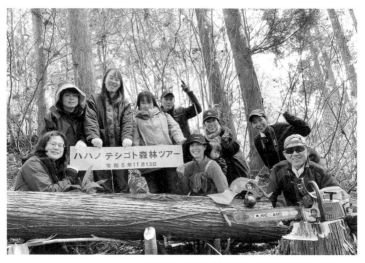

著者撮影、２０２３年11月１３日郡上市高鷲町の山中にて

■■■ 究極の木材

　そもそも、三日月伐採（新月伐採）の発端となったのは、オーストリア人林業家のエルヴィン・トーマ氏著書『木とつきあう智恵』（地湧社）でした。この中の一節に、三日月伐採の木は「カビにくい」に対し、賛否両論が噴出し、ドイツのチューリッヒ工科大学で実験を行い、やはり「カビにくい」との結果が出て、それ以後ドイツでは賛否の論争は収まり、三日月伐採が何の問題もなくドイツやオーストリアでは正式に行われるようになりました。

　2005年に出版された『月の大事典』（テレサ・ムーリー著／ソニーマガジンズ）に書かれている一節を紹介します。植物の水分含有量は、満月に多くなります。そのため、欠けていく月の方が、樹木の伐採には向いています。1669年に定められたフランスの法律では、材木用の樹木は欠けて行く月の間に伐ることが定められていました。この植物の代謝と水分量の変化の関係は、アメリカイリノイ州ノースウエスタン大学のブラウン博士とキャロル・チャウ氏の研究によって確認されています。この一節を見つけた時は驚きもあり、嬉しさもありました。この他にもこの『月の大事典』には、植物の代謝が満月のタイミングで最高になることがパリ大学で確認されており、日本最古の建築の本『愚子見記』には、竹は新月に伐採すると良いことが書か

れている、といった事例が紹介されています。

██ 全てが月の影響を受ける

　森羅万象、地球上に存在するあらゆるもの、生きとし生けるもの（生物）は月と太陽の影響を受けており、昔の人々はそのことを心得ていたのです。その中でも特徴的なものは農業です。農作物の栽培は太陽と月の影響を受けており、月の満ち欠けが重要な役割を果たしているそうです。例えば、種を植える時期は、球根なら闇夜に、穀物ならば月夜にという言い伝えが日本各地に伝わっているとのことです。西洋化へと進む明治政府は欧米と同じ太陽暦に変更しました。旧暦の明治5年（1872年）12月3日を新暦の明治6年1月1日と改定されました。西暦に代わるまで使われていたつきこよみ（旧暦）は「農事暦」ともいわれて、自然に寄り添った農業を行うためにはとても大事なものでした。西暦以後は、農業だけではなく風習風俗や日々の暮らしまでが大きく様変わりしたのです。

██ 三日月伐採への異論に対して

　三日月伐採（新月伐採）については、巷間いろんな情報があり、特にネット検索では賛否両論、さまざまな情報や意見が飛び交っています。特に業界に関わる人たちにおい

ては、置かれた立場の違いで罵倒に近い辛辣なものから、これこそが本来の姿だと称賛や擁護の意見まで種々雑多です。

　私は三日月伐採のことを知りたくて、平成16年（2004年）4月から三日月伐採の勉強を始めました。既に三日月伐採に取り組んでいた静岡県天竜地区の先輩方を何回も訪ね教えを請い、懸命に三日月伐採の技術を学びました。先輩方も親切丁寧に教えてくれて、「石永君もう一人でできるよ」と言ってもらうまでになりました。先輩諸氏のお墨付きをもらい、三日月伐採に着手し2006年（平成18年）から2023年（令和5年）まで1度も絶えることなく18年間続けています。地元で三日月伐採に携わる、林業家（NPO法人矢部川流域プロジェクト副理事長）と伐採技師（木こり・同じくNPO法人矢部川流域プロジェクト理事）はその良さを熟知し、今後も続けていきますと明言してくれました。建築屋の私は、その材木で実際にお客様の住まいを数多く建ててきました。自慢ではありませんが、これだけ長く継続して三日月伐採を事業として、毎年約1000本〜1200本の杉を三日月伐採で続けている林業家は他にはおりません。この材木で堂々と三日月伐採の木だと謳い、これだけ多くの住宅を建てた私のような建築会社も他にはありません。私は自ら三日月伐採を世間に知らせ、自ら工務店

の社長として三日月伐採の木をお施主様に説明して家の注文をいただき、三日月伐採をした木材で数多くの家を立てて喜んでいただきました。さまざまな意見がある中で、私は自信を持って言えます。「三日月伐採は木の生理と自然の摂理に即したもので、木が本来持っている力を十分に引き出してくれます。また、森林環境の維持保全にも最適な方法です」。反対意見の方々は実際に自ら行うことなく、ただ推測や憶測或いは自分の立ち位置や持ち場で、反論を述べているだけではないのでしょうか。異論を唱える方々には、三日月伐採を是非とも理解していただきたいもので

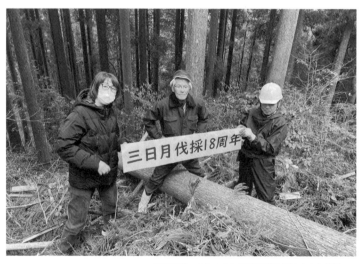

著者撮影、２０２３年11月9日福岡県八女市矢部村にて

す。今の一般的な市場主義経済の中での大量伐採は見直す時期にきているようで、持続可能な伐採ではありません。既に、大規模伐採を見直し、小規模伐採に取り組む林業家グループも存在し、少しずつではありますが、広がりをみせており期待されています。

■■ SDGsを先取りした伐採方法

　持続可能な社会生活、持続可能な産業活動などとして、SDGsの啓蒙が盛んに言われていますが、三日月伐採は「葉枯らし天然乾燥（木を伐り倒したら葉が枯れるので放置すること）」なので、まさしくこの提言に即したもので、気候変動の温暖化対策にも効果的なことは言うまでもありません。

　三日月伐採がなぜ温暖化対策に良いかと言いますと、現在の材木の乾燥はほぼ100％に近い割合で人工乾燥が行われています。人工乾燥のエネルギーは化石燃料で行われ多くのCO_2を出しています。ちなみに他の業界業種よりもいち早くSDGsを先取りしたと言っても過言ではありません。でも、先取りしたとは後付けでありまして、新月伐採（三日月伐採）が始まった当時の2002年（平成14年）、そのころにはまだSDGsは提言されてはおらず、必然的に「自然の摂理」に合った伐採方法を取り入れた結果が三日月伐

採であるということに過ぎません。そのことがSDGsの提言に合致しているだけのことなのです。では自然の摂理とは何でしょうか、それは太陰太陽暦（月暦・月と太陽のリズムを組み合わせたもの）に沿った生活暮らしのことです。しかしながら、先にも述べましたが、明治の新政府は欧米諸国に肩を並べ追いつき追い越せと、1872年（明治5）に太陰太陽暦を放棄して、欧米諸国と同じ太陽暦（西暦）を採用したのです。これは現在まで使われています。確かに太陽暦は正確で便利なので、経済優先の市場経済圏やグローバル圏の中では必要不可欠な暦なのです。ですが、コロナウイルスの出現などで社会生活や暮らしの在り方が変化していく中で、月のリズムに合わせた太陰太陽暦を再び取り入れるのも必要ではないでしょうか。分かりやすく言えば、今の太陽暦（西暦）は忙しく時間に囚われる、昔の太陰太陽暦はゆっくりとして、あまり時間には囚われない。皆様はどちらの暮らしを希望されますか。おそらく皆様のお気持ちは、自然のリズムに沿った穏やかで、時間に囚われない豊かな暮らしをお望みだと思います。より良い生活と暮らしは、決してITやAIによるものではなく、日本人が古来より用いてきた旧暦のスローな暮らしに求められるものと思います。例えば、誕生日を旧暦で祝うとか、満月には月見て1杯やるとか暮らし方を少し変え、月のリズム

を覚えることで、窮屈な社会から逃れ、穏やかなひととき
が得られます。このような旧暦のリズムに合わせた、豊か
で穏やかな暮らしの実現が可能になると共に、地球環境へ
の関心が高まる。三日月伐採の木で家を建てられた方々は
皆様が地球環境に関心が深くなり、月と共に暮らす心豊か
な生活を送られています。

　（補足：漢方薬のお店や健康食品のお店の一部では、中
国産の健康茶「紅豆杉・こうとうすぎ」が販売されていま
すが、がんに効果的だと、知る人ぞ知る健康茶だそうです。
このことを聞いた私は試しに、八女杉三日月伐採の木粉の
エキスを食品試験所で解析したところ、糖分ゼロ、炭水化
物測定されずの検査結果が出ました）

▓▓ 三日月伐採のきっかけはお施主様

　平成16年（2004年）3月、間もなく着工予定のT様ご夫
妻より、三日月伐採の木で建てたいとの申し出がありまし
た。私としては、初めて聞くことで、いろいろ調べると8
月着工にはとても間に合わない。T様ご夫妻は「環境にも
山にも良いので何としてでも三日月伐採の木で建てたい」
と。T様ご夫妻は、共に環境問題に造詣が深く、貝殻漆喰
の存在を教えてくれたのもT様のご主人で、私自身もご夫
妻からは学ぶものがたくさんありました。それなら私自身

の勉強にもなると協議の上、三日月伐採を教えていただいた、静岡県の天竜から三日月伐採の材木を取り寄せることになり、平成16年10月無事に上棟を行うことができました。私はこの顛末を、毎月発行していた「みそら新聞」に掲載したところ、建築予定の方々が、次々と自分たちも三日月伐採の木で建てたいと言い出し、毎回毎回天竜から材木を持ってくるのは大変なので九州福岡で三日月伐採をやることになりました。

　三日月伐採の利点は伐採時期を決めて行うので、山の環境保全に良く、より良い材木が得られる。ただ現在の市場経済、大量生産大量消費の時代では難しいもので、三日月伐採をできる業者は小規模な業者か、小回りの利く積極的な業者でなければ難しいと思います。

　三日月伐採の良さは、木を伐る時期と伐採後の乾燥方法で材木の価値が決まります。現在の一般的な乾燥は、人工乾燥が主流ですが、化石燃料と電力を使うので、CO_2を大量に排出し地球環境に負荷をかけます。三日月伐採の乾燥方法は葉枯らし天然乾燥なので地球環境に負荷をかけない。葉枯らし乾燥は伐り倒した後、枝葉が枯れるまで放置して太陽と風で乾燥します。このことで、木の重量が大幅に軽くなるので、搬出時のエネルギーも少なくできるのです。

　三日月伐採は下弦当日から７日間に伐るので甘味成分の

デンプンが減少する（月の引力と関係している）のでカビ腐れには強いのです。

　逆に満月伐採では、字のごとくデンプンが満ち満ちているので、カビやすい腐れやすいものです。しかし、葉枯らし天然乾燥の三日月伐採は油分が樹木に残っており、油分の力で、虫害やカビ腐れに効果があるのは関係者の間では知られています。次の章でも説明いたしますが体にも良い影響を与えます。木のなかのデンプン量は、春・夏が多くて、秋・冬が少なく、デンプンが多いと虫やカビにとっては美味しい餌になる。研究室やフィールドでの数々の実験で実証済みです。

　右の図は元京都大学農学部助教授と共同研究で実施したデンプン推移の研究です。伐採後６か月目のデンプン量は、下弦に伐った杉が、秋田杉から福岡の八女杉まで一様にゼロになりましたが、新月、上弦、満月に伐った杉はばらつきがあるものの、かなり残っています。下弦以外に伐った杉のデンプンがゼロになるのは２〜３年以上かかると思われます。デンプンがゼロになるということは、甘味成分がなくなるということでもあり、腐れにくくシロアリにも喰われにくいということとなります。私たちのグループでは「デンプンの推移研究」以前から屋外での実験を行っており、全く同じ結果となりました。

■ 月齢伐採試験結果

でんぷん量の変化

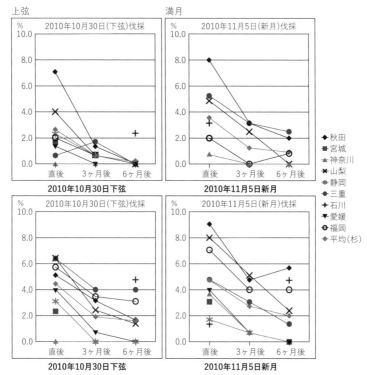

上弦

満月

2010年10月30日（下弦）伐採

2010年11月5日（新月）伐採

2010年10月30日下弦

2010年11月5日新月

2010年10月30日（下弦）伐採

2010年11月5日（新月）伐採

2010年10月30日下弦

2010年11月5日新月

凡例：
◆ 秋田
■ 宮城
▲ 神奈川
✳ 山梨
● 静岡
● 三重
＋ 石川
▼ 愛媛
◎ 福岡
◆ 平均(杉)

出典：京都大学農学部と三日月伐採グループ

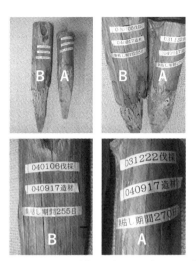

写真Aは2003年12月22日の伐採、写真Bは2004年1月6日の伐採
わずか2週間の差でこれだけの違いが出てくるのです。

■■ 三日月伐採を実現できた経緯

　私は独立以来1983年（昭和58年）から2004年（平成16
年）までは、材木は九州の一大産地である熊本や鹿児島の
木材を使用していました。お付き合いしていた材木店から
熊本や鹿児島の林業関係者に三日月伐採の依頼を打診いた
しましたが、なかなか話には乗ってくれません。その理
由は「手間暇かけては仕事にならない、お金にならない」。
なんと料簡の狭い業界かとがっかりしたものです。九州で
も三日月伐採ができると意気上がり喜んだものでしたが、
断念せざるを得ない状況に追い込まれました。私は、この

ことを天竜の新月材で家を建てられたＴ様ご夫妻のお宅へ報告に伺いました。それから暫くしてＴ様から会わせたい人がいると、柳川市消防署の方を紹介いただきました。

　福岡県柳川市は、風光明媚な川下りと漁業の町です。なので市民の人たちは、きれいな水と栄養豊富な水は、山がしっかりと保たれていてこそあるものだと。このような思いと願いを持ち、矢部川上流の矢部村と下流の柳川市は交流があり、消防署の方は交流会の責任者でした。例えば、柳川市民の方は毎年２回の下草刈りを行い、矢部村のそれぞれの家庭に、「山をよろしくお願いします」と言いながら、有明海名産のノリを配っていたそうです。このお話を聞いた時は涙が出たものです、このような形で上流と下流の深いつながりがあったのでした。こうした経緯のもと、Ｔ様ご夫妻は、交流会の会員である消防署の署員さんを私に紹介されたのです。さらに署員さんは、交流のある矢部村の元村長さんを紹介くださいました。早速元村長さんにお会いして三日月伐採をしてくれる林業者さんを探していることを話すと、親戚の息子が社長で製材所をしていると直ちに紹介をいただき、社長さんに会って話すと祖父がそのような伐採をやっていたので、やりましょうと快く承諾くださいました。

　上流の矢部村と下流の柳川市の深いつながりのご縁で三

日月伐採ができる。こんなにも幸せで、ありがたいことは
まさしく天の采配と思えるもので、「森は海の恋人」を地
で行くような出来事でした。このような経緯のもと、いよ
いよ九州福岡の地で、三日月伐採への動きが具体的に、始
まり出しました。

　三日月伐採の基本としては、私の場合は工務店の立場と
して次の三つを決めました。①伐採時期は旧暦の冬季、新
暦では10月、11月、12月、翌年１月までの下弦から７日間
②必ずトレサビリティ（履歴）を記録に執る③乾燥は、葉
枯らしを旨とし天然乾燥とする。この三つを厳格に守り三
日月伐採を続けてきました。

　お施主様たちが待ち望んだ、「ご自分用の」三日月伐採
が2006年（平成18年）10月21日、下弦の日から始まりまし
た。この年の１回目の伐採者は５組のお施主様で、11月と
12月までに体験伐採をしていただきました。伐採後、葉枯
らし乾燥、天然乾燥を経て実際に上棟できる材木のなるの
は２年後となります。２年後と聞かれて皆様は長いと思わ
れるかも知れませんが、より良い家づくりのためには最低
これぐらいの時間が必要なのです。

　昔はこのような方法で時間をかけて乾燥させていました。
例えば、伊勢神宮の式年遷宮（20年に１度建て替える）で
す。式年遷宮における材木は約８年前から伐採して乾燥

させているのです（ちなみに2033年の式年遷宮に使われる材木は2025年から伐採が始まります）。伊勢神宮に限らず、昔の家づくりにおいては、伐採後数年間自然乾燥を済ませてから家を建てていたのです。

　昭和の後半からは高度成長のもと、大量生産、大量消費の時代に入ります。従って時間をかけての乾燥はなくなり、木材業界の思惑と国の方針とが相まって高温高熱による人工乾燥が主流となりました。人工乾燥の工場建設には国から補助金も出されて、全国各地に人工乾燥の工場ができて家づくりの大きな役割を担いました。その結果、戦後の住宅不足と人口増加による住宅不足の解消に対して、人工乾燥は大きな貢献を果たしたといえるでしょう。

　しかしながら平成時代になりますと、人工乾燥の功罪というか、人工乾燥の負の部分が少しずつ現れ始めたのです。それは何かといえば「柱の内部割れ」です。この問題が業界新聞の第1面に掲載されました（一般紙はどの新聞社でも掲載されていませんでした）。

　私のような自然派の人たちには早くから分かっており、遅きに失した感はありましたが、このことに慌てたのが林野庁です。

　人工乾燥した柱をカットすると「内部割れ」が確認されたのです。

ショックを受けた林野庁は2013年（平成25年）6月に
JASの改定を行い、含水率を20％から30％に引き上げ、乾
燥方法も天然乾燥でも良いと改正されました。冷静に考え
たら分かることなのですが、それまでは、頑なに含水率は
20％以下、乾燥方法は人工乾燥と定められていたのです。
乾燥方法の他にも大事な問題がありますが、このことは業
界新聞にも掲載されてはいません。何が問題かといえば、
人工乾燥をしている作業員の方々から聞いた話です。「乾
燥窯には点検のためののぞき窓があります、その窓から見
ると不思議な変な現象を見るのです。それは、乾燥中の角
材がパカッと割れているのです。でも割れた角材に水をか
けると、元通りの角材に戻りました」。もうびっくりです。
作業員の方々はさらに続けて言いました。「乾燥が終わり
材木を乾燥窯から出した後は、窯の中の掃除を行うのです
が、その時にドロッとした汚い脂が出てきます」。これに
は心底驚きました。この黒いドロッとしたものこそが、樹
木が持つ大事な成分（油分）なのです。この成分が人間の
体にも住まいにも良い影響を与えてくれるものなのです。
人工乾燥は、水分をいち早く抜くための乾燥方法でしたが、
材木が割れ尚かつ人間に必要な成分までも吐き出していた
のです。本来の材木は人間のために建築材とし貢献できる
はずでしたが、窯の中で割られて、スカスカにされた木材

には、気の毒としか言いようがありませんし、木を育てて
くれた山の人々にも申し訳がありません。生きとし生ける
ものは、ある程度の潤い成分が必要なのです。要するに木
も人間も水分が必要なのです。化粧品の宣伝広告などでも
お肌の保水力が大事であると言っていますね。何でもかん
でもカラカラの乾燥は、必ず避けなければならないのです。
三日月伐採の基本は、葉枯らし天然乾燥なので、このよう
な問題は起こりえません。

　自然に逆らった人工乾燥では次の章でも説明いたします
が、いろいろな不具合が生じるものなのです。

　さて、業界新聞に発表されました「柱の内部割れ」問題
は、残念ながら一般紙の大手新聞社始め地方の新聞にも掲
載されることはありませんでした。また成分（油分）排出
の問題は一部の人が知っているだけで公表はなされていま
せん。現在建築されている木造住宅のほとんどの材木（柱、
梁など）は、人工乾燥によるものです。「大きな混乱を防
ぐため」或いは「メーカーへの配慮」によるものかは分か
りません。私が長年見聞きしたことから言えば、木材以外
の問題で不具合が生じた場合でも、業界新聞には掲載され
ても一般紙に掲載されることはまずありませんでした。時
には、業界紙さえも掲載しないこともあります。企業から
広告をいただいているとはいえ、マスコミとしての凛とし

た報道、正確な報道を心より願いたいものです。以上、三日月伐採に関してるる述べましたが皆様のご感想は如何なものでしたでしょうか。

■■■ 業界の執拗な反発と圧力

概ね一般の方々には、ありがたい感想が多いのですが、残念ながら木材業界の方々には、強烈な批判が多く、酷いものは圧力をかける団体もありました。そのほとんどは、大量生産大量消費を推進している方々で、市場経済のルールを温存する人たちでした。三日月伐採の伐採本数は、彼らの伐採本数の0.0001％ほどのごくわずかなものです。こんなにも微量の伐採本数に対して、なぜ彼らは強烈な反目と圧力をかけるのでしょうか。三日月伐採は既に皆様ご承知のように、伐る時期を決め、葉枯らし天然乾燥を行います。このことで、木が持っている自然の力、本来の力を享受できるのです。しかし市場経済資本主義経済のルールに沿った伐採方法では、木の本来の力をいただくことができません。彼らは、そのことがよく分かっているが故の、反対のための反対なのです。冒頭に紹介しました三日月伐採発祥の地、天竜地区では三日月伐採の協同組合が林業家有志７名で結成されました。彼らは三日月伐採の素晴らしさを広く宣伝し、三日月材の普及拡販を展開していました。

しかし驚くことなかれ、地元の同業者から反発の声が上がり、その声は全国に広がりました。さらに業界が結束して圧力をかけて、あろうことか行政を巻き込んでの圧力でした。この圧力に屈して組合を脱会する人が出ましたが、ますます圧力がかかりとうとう二人になり、全くの村八分状態です。代表者である私の師匠はこのことに心を痛めストレスからがんを発症し、あっという間に志半ばで亡くなりました。私はこの師匠に三日月伐採のイロハから教えていただき三日月伐採に取り組むことができたのです。私がこの本を書いたのは師匠が目指した三日月伐採を広く皆様に知っていただくためというのも一つの要因であり、三日月伐採をやっている仲間への応援、そして師匠に捧げるためでもあります。(師匠は生前何を思ったのか、三日月伐採の詳細を、好きに使っていいよと、数々の写真と共に貴重な資料を私にくれたのでした)

　師匠の非業の死の原因は、業会からの目に余る圧力による村八分と思いますが、言い過ぎでしょうか。いずれにしても、過剰なストレスによるものと思います。またある県では、三日月伐採をしている林業家に対して、県の林務部は彼らを呼び付けて、三日月伐採への注意勧告を行いました。業界はおかみの権威を利用してまでも、圧力をかけたのでした。

なぜ、業界はこれほどまでに三日月伐採が憎いのか、何を恐れているのか。考えられないほどの身勝手で前時代的な蛮行には、既得権益を死守する歪んだ構造が明らかにみて取れ、呆れる他はありません。裏を返せばそれほどまでに三日月伐採が如何に素晴らしいことであるかの証にもなるのです。ただ残念ながら、業界の嫌がらせや圧力を恐れてか、今では三日月伐採（新月伐採）を行っていると堂々と言う人はいなくなりました。

　本当に残念なことですが大丈夫です。その良さを分かっている林業者の方は少数ですがおられます。三日月伐採をやっていても、それを口には出さず、葉枯らし乾燥とか天然乾燥をしていると控えめながらも、ちゃんと三日月伐採を続け、頑張っている林業者の方はいるのです。読者の皆様が三日月伐採の材木で家を建てたいと思われましたら、私の方で三日月伐採をしている方をご紹介いたします。今堂々と三日月伐採（新月伐採）を口に出して言えるのは、私と長年一緒にやってきた林業家の社長と木こりの親方です。「**こんなにもいい伐採方法は止められない**」と三日月伐採の継続を約束し実践されています。私どもが使う三日月伐採の杉は福岡県八女市矢部村の杉で、2006年（平成18年）から今日まで続けています。2023年10月6日（下弦）からの三日月伐採は18年目を迎えました。

| ヤジ馬 | （酷いもんだ業界ってものは。似たような話は他の業界にもいっぱいあらーな。例えばよう、 |

おがくずで糞尿を処理する便器や自宅で完結する浄化槽は超エコだが、国の承認が取れないのだ。浄化槽業界や水道業界が裏で手を回したらしいよ。いいものが世に出てもさあ、結構潰されているのだぜ）

第5章

スギ木口スリットの
「すごすぎさん」

▦ 「すごすぎさん」との出会い

　まず、世紀の発明である「スギ木口スリット」を製造販売できる幸運をいただき関係者の方々には感謝申し上げます。

▨ 内装用のスギ木口スリット・マンションのリフォーム

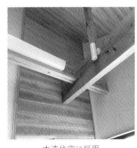 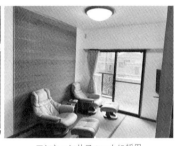

木造住宅に採用　　　　　　　マンションリフォームに採用

正式名称「スギ木口スリット」。私どもでは「すごすぎさん」の愛称でご紹介しています。建築の壁天井用として開発されました。リフォームにも新築にも最適です。美味しい空気を醸し出します。

　内装用のスギ木口スリット・マンションのリフォーム・写真は正式名称「スギ木口スリット」。私どもでは「すごすぎさん」の愛称でご紹介しています。

序文・スギ木口スリット材の高機能

　産官学の研究により、杉木口の優れた浄化機能を発見し、木口を利用したスリット加工材を開発したことにより、建築用材、家具材(机や椅子、本箱)など生活用具に利用出来

るようになりました。(特許取得)

　ＮＯ₂だけでなくＯ₃、ホルムアルデヒドを浄化し、さらにセドロール、ベーターオイデスモールなどの、体や心に良い作用を及ぼす物質が杉から空気中に暴露することも発見した。杉のなかにこのような精油成分が存在すること、しかも空気中へのこれらの物質が放散されることは、従来、全く考えられていなかった。人の健康に寄与といった新分野への活路が拡大しました。

　杉のトレサビリティ（産地・加工・乾燥など）を厳しく管理することにより、高機能の杉の商品化も可能となりました。

　高機能の杉を使った杉木口スリット材は、汚れた室内空気を浄化し、さらに体に良い成分体内時計を正常化させる働きをもつセドロール、からだの免疫力を高めるβ-オイデスモールなどが存在する室内空気を作る。室内において、森林浴ができる空気を教室に提供することにより、子供の心身を安定させ、学力向上が期待できます。

　きっかけは三日月伐採の師匠である榊原さんから一通の電話でした。その内容は「京都大学の先生たちが産学官で開発し特許取得された工法の取り扱いを一緒にやろうよ」というものでした。師匠のいうことだから間違いはないはずだ。私はその場で「よろしくお願いします」と返事した

のはいうまでもありません。その後師匠の会社がある天竜で打ち合わせを行いましたが、今までには見たことも聞いたこともない魔法のような板のスギ木口スリット。この板を取り扱えることの幸運に感謝しました。それから程なくして、特許権を持つ三者の方と契約締結を終えた時は、胸の高鳴りを覚えました。そして直ぐに契約後初めてのイベントが訪れました。会場は東京のビッグサイト、「すごすぎさん」の展示会です。はやる気持ちを抑え、師匠である榊原さんと一緒に「すごすぎさん」を３日間展示、多くの来場者に見ていただき無事に終えることができました。

　スギ木口スリット、愛称「すごすぎさん」は、京都大学生存圏研究所など産官学の共同研究でその秀逸さが解明されました。その発端となったのは、有限会社ホームアイ社長の藤田佐枝子さんが行っている、シックハウスや化学物質過敏症対応の工事において、杉の持つ力（杉から出ている人に良い成分）に確信を持ち、当時京都大学生存圏研究所所長の川井秀一先生に呼び掛け、それまでは、どの研究機関でもなされていなかった、杉の特性を科学的に解明されたことです。さらに特許を取得されたものです。川井秀一先生は京都大学大学院総合生存学館の初代館長を経て現在は京都大学名誉教授・京都大学生存圏研究所特任教授（2022年現在）として活躍されています。

京都大学生存圏研究所は京都大学の付属研究所です。あらゆる社会の持続と地球環境保全の両立を目指した「生存圏科学」の拠点形成のための研究所です。2004年に木質科学研究所と宇宙電波科学研究センターを統合して発足し、森羅万象あらゆる研究を行うもので、共同利用・共同研究の拠点として、国から指定されています。その研究の中から研究の一つを紹介しましょう。

　平成19年東京モーターショーに世界で初めて木でできた車が展示されて話題を呼びました。これは５年の歳月をかけて、全国の大学から先生が、全国の企業から技術者が集まり、生存圏研究所で作り上げました。ここの初代館長が、スギ木口スリット開発者の一人、川井秀一先生でした。

■■ シックハウスには杉が良い

　もう一人の開発者、有限会社ホームアイの藤田さんはシックハウスや化学物質過敏症対応のリフォーム工事に優れている方です。藤田さんは数々のリフォーム工事の経験から、杉にはほかの樹木と違い特別な何ものかの成分が含まれているのではないかと思うようになりました。

　例えば、ある一軒の家のリフォーム工事で、２部屋ある６畳のうち１部屋を桧で、もう１部屋を杉で床壁の張替工事を行ったところ、化学物質過敏症の奥様は、「桧の部屋

に入るととても息苦しくなり、杉の部屋ではとても呼吸が楽になる」とのことで、もう一つの部屋も杉の部屋にされました。桧は神社仏閣などに使われる素晴らしい木材で法隆寺や伊勢神宮にも使われています。しかし、桧の成分が強すぎて化学物質過敏症などの人には合わない例が多々あるそうです。

■■ スギ木口スリット「すごすぎさん」誕生

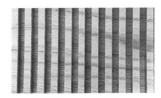

特許取得のスギ木口スリット

　藤田さんは以上のような数多くの経験と実績を踏まえ、森林科学が専門の京都大学の川井先生に協力を求め、大阪府立農林水産環境総合研究所の機械でさまざまな研究と実験を重ねて遂に、杉の幹（芯・赤身）に貯えられている豊富な成分が充満していることを発見、その芯に凹凸のスリットを施すことで、木口（こぐち）の成分を常時大量に醸し出させることに成功しました（木口とは木の切り口です）。木口には仮道管があって、そこが栄養分や水分の通

り道になります。

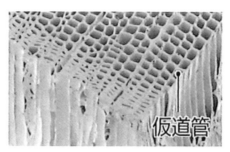

写真提供：吉永 新博士（京都大学）

　従来のさまざまな実験では、切り口が露出していると
データがうまく取れないため、木口をはずして実験してい
ました。スリット材は逆転の発想で、板目に「みぞ」を入
れることによって、木口を一部露出させました。その結果、
高い浄化能力と調湿作用がみられました。これは、木の成
分が出たためと思われます。

　仮道管や木口ってご存知ですか。木は10ｍを超える高さ
でも水分や養分を上げ、その通り道が仮道管である。針葉
樹の場合は約１センチの長さの仮道管がつながってポンプ
式に水分を上げたり、下げたりしている。木を横に切ると
その切り口は木口と呼ばれ、仮道管が開きます。仮道管が
あらわになることにより、杉本来の浄化能力、人の体に良

い影響を及ぼす作用が表に出て、今まで使っていた板目の何倍もの力を発揮する。森林の働きを考えると当たり前のようだが、なぜか、使われることがなかった。また、その能力も知られていなかった。杉の浄化能力は桧や桐、他の樹種と比較して数段高いこともほとんど知られていませんでしたが、スギ木口スリットの発明で、そのことが明らかになりました。

当時京都大学生存圏研究所の特任教授だった医学博士の宮越順二先生はスギ木口スリットから溶出している成分に驚き、直ちに開発者の川井先生らと論文を作成、スギ木口スリット材の薬効効果が認められたとして、「スギ抽出物による熱ショックタンパク発現誘導の抑制効果」の表題で

■ 京都大学の医学博士と農学博士、森林総合研究所教授による
　日本薬学会に論文発表（2017 年 9 月）

スギ抽出物による熱ショックタンパク発現誘導の抑制効果

宮越順二[*a]、松原恵理[b]、成田英二郎[a]、小山眞[a]、清水陽子[a]、川井秀一[c]
[a] 京都大学生存圏研究所、宇治市五ケ庄、611-02011、[b] 森林総合研究所、茨城県つくば市松の里1、305-8687、[c] 京都大学大学院・総合生存学館（思修館）、京都市左京区吉田中阿達町1、606-8306

Suppressive effects of extract of cedar wood on heat-induced expression of cellular
heat shock protein

従来よりも突っ込んだ杉の研究成果（スギ木口スリットの「すごすぎさん」の板から出ている物質）は世間を驚かしました。

152

日本薬学会に論文を提出されました。この論文は日本薬学会の広報誌にも掲載されて、お医者様、薬品関係者など多くの医療関係者の方々の目に留まったと思われます。

　この「すごすぎさん」は子どもたちや日本の山を救うでしょう。

　朝日新聞が掲載した2019年6月15日朝刊の土曜日特集記事にも研究の一部が取り上げられました。それは、「杉はもう悪者じゃない」という見出しがつけられており、杉に対しては、今までは花粉症の原因などで忌み嫌う風潮でしたが（ちなみにスギ花粉症は、さまざまな化学物質が要因であると証明されています）、杉のマイナスイメージを覆す新聞記事の内容でした。喉や気管支、肺などに悪影響を及ぼす二酸化窒素などの大気汚染物質を含む有害物質を吸着することが証明され、日本固有の杉には、高い浄化作用があることが分かりました。ビックリしたのは、こんなことまで書いていいのかと思う記事がいくつかありまして、「がんや認知症、発達障がい、がんなどにも効果的」など、私自身が驚いたほどの新聞記事でした。第3章でも紹介した「森林浴療法の実際例」を科学的に裏付けたもので、いずれにしても杉が持つさまざまな成分の効力は、他の樹種に比べ圧倒的に有意なことが分かりました。

■ 2019年6月15日の朝日新聞朝刊

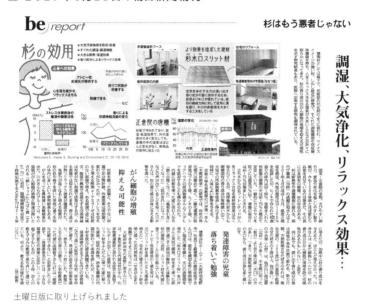

土曜日版に取り上げられました

■「すごすぎさん」を使った人の報告

　次に紹介する報告は、絶対的なものではありません。その人の今までの、生活環境や生活姿勢などの違いにより、「良かった、変化はなかった」があるようで、その割合は半々ぐらいです。客観的に言えば、自然に寄り添った生活や田舎暮らしなどの人には、良かったが少ないようです。しかし、街中で暮らしている人や衣食住が自然からかけ離れた暮らしぶりの人は、「良かった」が多いようで

154

した。中には「劇的に良かった」と言う方もおられ、逆に私が「ほんとにほんとですか」と聞き返す報告もありましたが、この類の報告はここには掲げておりません。「良かった」という報告は日本薬学会に出された論文のエビデンスに沿っているようです。良かった中で一番多い報告は、「空気が変わった、気持ちがいい」でした。でも時間が経つと「あまり感じない」が増えてきます、これは良さに慣れ切ってしまい感じなくなりますが、効果は続いており、久し振りに訪れた人は、「気持ちがいいね」と言われます。

　繰り返しますが、絶対的なものではありません。

※50代主婦、長引く咳が改善

　数年ぶりにインフルエンザに罹り、高熱からやっと抜け出したと思ったら酷い咳が収まらなくなってしまいました。

　いつまでも長引くので、「すごすぎさん」を顔に当てて呼吸することをしてみました。翌日にはほぼ改善し、呼吸が楽になりました。

※２歳女児の母

　アトピー性皮膚炎の弱い症状でしたが、２歳の娘の枕元にスリット材を置いていたら２か月ぐらいで湿疹がなくなりました。

※健康器具販売店・店主夫妻

我が社には健康器具の体験ルームがあり、ここでは整体院の出張施術やヒーリングなどを行っています。この体験ルームを杉板でリフォームしたばかりでしたが、「すごすぎさん」の話に衝撃を受け思い切って購入し、自分たちで杉板の上から「すごすぎさん」を30枚部分的に張りました。その後は来る人来る人が、部屋の空気が全然違う、深呼吸が楽にできると言われます。

※30代男性

畳を杉板に変え、壁にスリット材を張ったらとても空気感が良くて、続いていた咳が止まり熟睡できました。時間が経つと空気の良さが感じなくなりました。

（一般的な畳は湿気やすくカビ、ダニが発生しやすいので板にかえられました）

※化学物質過敏症と食物アレルギーの男性・40代

杉板とスリット材をふんだんに使った家に住み替えたら、とても空気が気持ち良くアレルギーの症状が軽くなりました。

※3歳男児の母

　賃貸マンションでは、いつも鼻水をたらし、病院通いの日々が続きましたが、「すごすぎさん」を使った新築住宅では、いつの間にか鼻水が収まり、ほとんど病院にも行かなくなりました。

※50代ご婦人

　「すごすぎさん」で作った収納箱を置いている部屋にくると、花粉症の鼻詰まりがなくなりました（この方は収納箱を追加注文されました）。

※40代ご婦人

　68歳の母は要介護3で認知症、寝ている時間が多く、いつもぼーっとしていたのですが、「すごすぎさん」の枕を使い始めてからは、起き出して針仕事や掃除をするようになり、喜んでいます。

※内科医

　担当しているグループホームの認知症患者さんの3部屋に「すごすぎさん」のパネルを設置し経過をみているが、3人とも認知症の進行が見られません。

※50代主婦

　高校生（16歳）の娘はカレーの臭いなどが分からない嗅覚障害でしたが、枕元に「すごすぎさん」の板を置いたところ数日して娘が「ママ、今日はカレー？」と言ったのです。嗅覚障害が全治したとは思いませんが、とても希望が持てました。

※30代店員さん

　お店の前で咳き込んでいる人がいたので、「すごすぎさん」を口元に添えてやったら、咳が楽になりました。また、喘息持ちの知人が咳き込んでいたので、口元に「すごすぎさん」を添えたら、楽になりました。

※20代会社員・女性

　「すごすぎさん」で作られた茶筒の前に来ると、花粉症の鼻詰まりがなくなってスッキリしたので、ビックリしました。

※60代主婦

　脳梗塞で倒れた後に壁天井にスギ木口スリットの「すごすぎさん」を張る工事中に2回目の脳梗塞で倒れ1か月ほど入院、退院後月1回の検診では担当の医者から「あなた

は死んでもおかしくないはずだが、どうしてそんなに元気なの。がんもあるのに」と言われました。

※40代主婦

冷蔵庫の野菜庫に「すごすぎさん」を入れたら、レタスのシャキシャキ感が長く続きました。また冷蔵庫の臭いがかなり減りました。

※40代気功家・女性

借家住まいですが、雨の日は湿度がいつも80％でした。しかし、いつからか60％になるので、なぜなのか考えていたら、もしかして「すごすぎさん」かも？と思い、「すごすぎさん」を一旦しまい込んで様子をみていたら、もとの80％に戻りました。再度「すごすぎさん」を設置してみると60％になりました。また、パソコンの電磁波も削減しました（この方が興奮しながら電話口で、「この板すごいですね」と言われたので、「すごすぎさん」の愛称になりました）

※30代主婦と60代主婦

湿気の多い金沢市、正月餅の鏡開きの時はカビがいっぱい生えていたが「すごすぎさん」の上に置いた餅はカビま

せんでした。

　このことは、フェイスブックにも本人様が投稿され反響を呼びました。又、東京都立川市の方は、５年連続で正月の鏡モチがカビなかったとフェイスブックに投稿されています。

※50代男性

　「すごすぎさん」の板２ｍを５枚購入し、カットしてパネルを作り、枕元に立て掛けて休んでいますが、眠りがふかくなりました。

（注釈）これは誘眠効果の表れです。杉に含まれるセドロールには、睡眠効果があります。眠りにつくまでの時間が短くなることで、全体の睡眠時間が長くなります。このセドロールという物質には血圧を低くして心拍数も低下させる効果もあります。皆様は「睡眠負債」ってご存知でしょうか、多分NHKテレビだったと思いますが「睡眠障害は雪ダルマのように大きくなり、或いは借金となって睡眠負債になります。これは認知症の原因や子どもの成長の妨げにもなるそうです。より良い眠りのためにも質の良い空気が必要です」と放送されていました。空気清浄機も悪くはありませんが、やはり天然自然の空気がいいですね。世界保健機関では2005年（平成17年）に、正常空気に関する人間宣言として、「全ての人は清浄な室内空氣を呼吸する権利を有する」と声明を出しました。

※60代男性

　「すごすぎさん」の鋸くずを粉末にしたお茶を飲み、ベッドの枕元に「すごすぎさん」のパネルを置いています。いつの頃かはっきりとは言えませんが、お医者様から血圧が下がっていると言われて、ホッとしています。

（注釈）これは、「すごすぎさん」の鎮静作用です。杉の葉と木そのものでは、含まれている精油成分は同じですが、その含有比率が違います。葉っぱには「低沸点テルペン類」というリラックス効果の成分が含まれています。木の成分には、「セスキテルペン」が含まれており、「すごすぎさん」の成分は98％がこのセスキテルペンなのです。これを吸い込むことで、リラックス効果はもちろんのこと、脈拍も下がり、睡眠時と同様の脳波になったという測定結果が出ています。交感神経が抑制されて副交感神経が優位になることで、脳が緊張状態から鎮静状態になるのです。

※40代女性・発達障がい児童向けの学習塾経営者

　朝日新聞の特集記事でも取り上げられた「発達障がい児専用塾」の教室の壁には、杉板とスギ木口スリット材が使われています。塾長（経営者）はそれまで小学校の教師をされており、発達障がい児クラスを受け持たれていました。

　塾開業以来３年間（2015年当時）、20人の塾の子どもた

ちは穏やかに生活しているそうです。そして、教師自身が疲れを感じない。塾長さんはブログに次のようなことを書かれています。

「教室の安定感がとても良い。精神的にも安定しているし、子どもたちは感覚で教室の安定感を覚えています。勉強の難しさによっては感情の起伏はありますが、多動が収まらないとか、暴れて困るということは1度もないそうです。杉の教室が子どもたちや私に安心と安定をもたらします」と塾長さん。

柔らかい杉の床にはたくさんの傷がつきますが、スギ木口スリットの開発者の藤田さんは、「床は傷ついても子どもは傷つかない」と言われた言葉を思い出すそうです、説得力のある名言ですね。

「すごすぎさん」使用者の方々は、「眠りが良くなった」という人はたくさんおられました。ラットは杉の香りにより、睡眠の時の α 波が平均よりも20％～30％増加したことが報告されています。また、木の香りのもとでラットの睡眠時の脳波には、心地よく眠っているときに現れるアルファー波が平均の20～30％も増加したことが報告されています。

ちなみにNPO法人矢部川流域プロジェクトの販売商品では、杉のチップを入れた枕が一番の人気です。個人的な

差はありますが、多くの購入者様からはよく眠れたと喜び
の声をいただいております。ストレスで表面化する精神的
な発汗は杉の香りで発汗量が少なくなって、脈拍も安定す
るとのことです。

　以上、スギ木口スリット使用者の方々の感想と学習塾
オーナー様のご意見を一部紹介しました。それでは学校に
おける教室の環境などはどうでしょうか。

　**学習効率の向上には「教室の環境・空気質を良くするこ
とが早道で最適」だと、開発者のもう一人、藤田佐枝子さ
んは力説されています。**

※藤田佐枝子さんブログより
　スギ木口スリットの施工をしてから３年が経ちました。
そこには、リフォーム直後のＳ君の劇的な変化を「動物か
ら人間に近くなった」と喜ばれたお母さんの顔がありまし
た。先日、Ｓ君が通っている施設の面談があり「コミュニ
ケーションらしきものが取れるようになった。出かけよう
とすると鞄を持ってくれる、今日は何かあるなと予知でき
るようになりました」とＳ君の変化を高く評価されたそう
です。Ｓ君のお母さんが言うには、「息子と同じようなお
子さんが増えて、施設の増設が続いています。公共施設や
学校にスギ木口スリットの利用が進めばいいのに」と嘆か

れていました。今までのリフォーム工事の例から、子ども
の発達障害にはスギ木口スリットの効果がありそうです。
杉の持つパワーの研究と高機能の杉の開発と利用促進がす
すむことが期待されます。

※（以上、「すごすぎさん」の使用効果は、論文のエビデンスに
沿ったものかと思われます。繰り返しますが、絶対的なもので
はありません）

■ 針葉樹および広葉樹の二酸化窒素（NO₂）浄化能力の比較

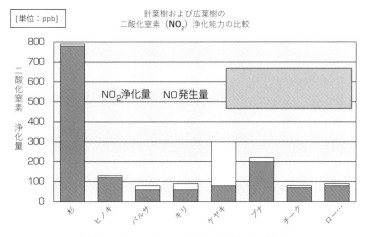

杉は他の木に比べて、雲泥の差くらいの浄化能があります。

出典元：京都大学総合生存学館、川井秀一教授他(2010年)

　子どもの学力向上は教育界において重要な課題であり、
かつ早急に解決すべき問題であることは多くの人々が痛感

している。

　「勉強しなさい」との大合唱の中で、子どもたちも先生も疲弊しはじめ、しかも、多動の子供も増加傾向にある。個々の努力は必要ではあるが、子どもたちの学ぶ環境、教室環境（特に室内空気）を良くすることが成果を上げる早道である。

■ 驚く「すごすぎさん」の浄化能力

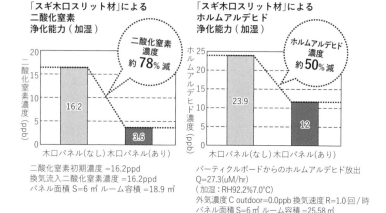

同じ杉でもスリットの有る無しでは大きな差があります。

出典：辻野喜夫、中戸靖子、畑瀬繁和、根来好孝、川井秀一、三宅英隆、藤田佐枝子：スギ木口スリット材の大気浄化性能 平成21年度大阪府立環境農林水産総合研究所研究発表会要旨集・ポスター集（環境分野）(2009年)

■■「すごすぎさん」の抽出物に含まれる成分

　一つ目の成分は、セスキテルペン類は主に針葉樹に含ま

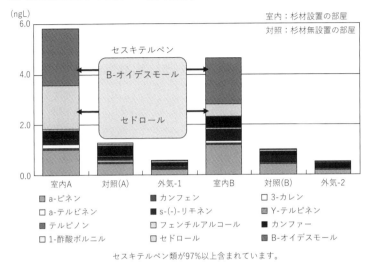

■ 杉室内空間でのテルペン類の濃度

(ngL)

室内：杉材設置の部屋
対照：杉材無設置の部屋

セスキテルペン

B-オイデスモール

セドロール

6.0

4.0

2.0

0.0

室内A　対照(A)　外気-1　室内B　対照(B)　外気-2

□ a-ピネン　　　　　■ カンフェン　　　　　□ 3-カレン
□ a-テルピネン　　　■ s-(-)-リモネン　　　■ Y-テルピネン
■ テルピノン　　　　□ フェンチルアルコール　■ カンファー
□ 1-酢酸ボルニル　　□ セドロール　　　　　■ B-オイデスモール

セスキテルペン類が97％以上含まれています。

出典：独立行政法人大阪府環境農林水産総合研究所

れる成分で、総称してフィトンチッドといわれるのはご存知だと思います。「スギ木口スリット」から採取された精油成分には、セスキテルペン炭化水素類が82.2％、含酸素セスキテルペン類が15.1％でセスキテルペン類が全体の97％以上含まれていることが分かっています。その中でも、δカジネンが成分中の35％も含まれていて、除湿、吸湿、消臭、抗菌作用に優れ安眠効果もあります。これらに含まれている香りは、ストレスを解消し心身をリラックスさせてくれます。例えば、杉のチップの香りを吸入すると、1

分ぐらいで血圧が低下したそうです。またこの香りのもとでの睡眠はアルファー波が増加することも報告されています。杉の香りは人だけではなく、ダニなどの害虫を防止する効果やカビも発生させないほどの効果もあるのです。このようなさまざまな効果は、木の葉や木片から抽出した結果なのですが**スギ木口スリットの「すごすぎさん」は木の幹に凹凸のスリットが無数に施され、その抽出量は、木の葉や木片や木の切断面からと比較した場合、各段の違いがあります。**従って前述した効果よりも高い効果が望めることになります。

　優れた調湿効果と殺菌効果及び防腐効果を、見た目に分かりやすくするために行った、カビ速度実験では「すごす

■「すごすぎさん」に乗せているだけでカビない、長持ちする

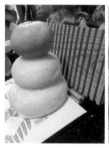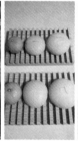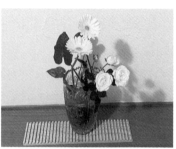

(左)立川ではお供え餅がカビません。
(中)金沢は湿気がありほとんどカビますが、カビはでませんでした。
(右)花が長持ちしました。
以上のような事例はたくさん報告がありました。皆様工夫して使われています。

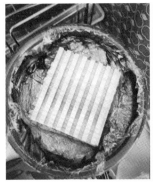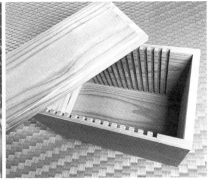

「すごすぎさん」を入れただけでカビがでません。この投稿には大きな反響があり、たくさんの人が「すごすぎさん」を求めました。

ぎさん」の他に普通伐採の杉や桧、楠、マツなど14種類の材料を使いましたが、最後までカビが出なかったのは、「すごすぎさん」だけでした。「すごすぎさん」で作った箱の中の食パンは、何と5年9か月腐れとカビの発生がありませんでした。また、瓶の蓋をテープで巻き付けて密閉し、「すごすぎさん」を入れた容器は3年間カビの発生はなく、入れていない容器では50日でカビが覆っています。「すごすぎさん」の調湿効果と殺菌効果、防腐効果には図り知れないものがあるようです。皆様もぜひお試しください、**冷蔵庫に入れなくても食パンの保存ができてまさしくSDGsですね。**

※（巻末の寄稿文の1番目でカビ速度実験の写真をご覧になれます、カラーです）

「すごすぎさん」にはセスキテルペンが大量に含まれてさまざまな良い効果が表れています。SNSなどでも、「すごすぎさん」を使ってカビが出なかったとの投稿もたくさん上がっていました。尚、セスキテルペンの一般的な作用として次の作用が挙げられています。

（鎮痛作用、鎮静作用、健胃作用、殺菌作用、消炎作用、抗炎症作用、抗アレルギー作用、抗ヒスタミン作用、抗ウイルス作用、潜在性抗がん作用、静菌作用、免疫刺激作用）

■「すごすぎさん」活用例

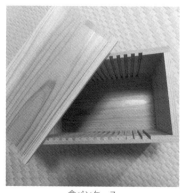

食パンケース

調湿効果・抗菌効果・防腐効果などに優れ、いろいろな容器、箱物を作ることができます。食パンケースは半年待ちでも喜んで購入いただきました。

　二つ目の成分は、オイデスモールはがん細胞を抑制する成分です。

オイデスモールとは漢方薬の成分で「腫瘍血管新生および腫瘍細胞増殖の阻害をいたし、腫瘍細胞の増殖を抑制する」。このような物質が出ていて、日本薬学会に出された論文には、次のような一節が書かれています。「本論文では、杉抽出物が細胞レベルにおいて、温熱処理によるHsp70の発現を抑制する効果を有することが示された」。要するに、がんの細胞が大きくなるのを抑える役目を、「すごすぎさん」から出ている物質が担っているということです。次の写真は、論文表題と論文に示されている図表

■ 体内にある HSP70 の発現の抑制

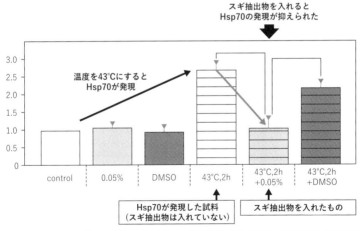

スギ木口スリットの「すごすぎさん」から出ている物質が癌細胞を大きくするHSPの発現を抑止する効果が示された。

出典：京都大学大学院総合生存学館

です。

　よく言われているのが、「高熱を出すとがんが小さくなる」ということです。

　「すごすぎさん」のある部屋とない部屋で30分間計算。作業効率は両方の部屋で変わりがなかったが、酵素の α アミラーゼは、ストレスを加えると増えるものですが、「すごすぎさん」のない部屋で増えて、「すごすぎさん」のある部屋では少なくなりました。緊張したり興奮したりすると、交感神経が活発化しますが、「すごすぎさん」のある部屋では、交感神経の活発化が抑えられました。セスキテルペン類などのリラックス効果が確認されたのです。

　日本薬学会に出された論文の図表には、43度の熱と「すごすぎさん」からの物質で、がん細胞が小さくなったのがわかります。よく言われているのが「高熱を出すとがんが小さくなる」。この言葉を裏付けているようですね。

　さらに驚くのは、がん細胞を抑制する過程で、「細胞のアポトーシス誘導への作用がほぼ明らかになっている」とのこと、これは本当にすごいことなのです。

　分かりやすく言えば「悪い細胞を死なせる現象」ということです。Hsp70の発現抑制の過程でこのようなアポトーシス誘導現象は、埼玉医大や奈良県立医大など多くの研究機関でも報告されています。従いまして「本論文の結果か

■ 悪い細胞を死なせるアポトーシス作用

HSP70の抑制をすることでアポトーシス誘導する

　本論文では、スギ抽出物が細胞レベルにおいて、温熱処理による Hsp70 の発現を抑制する効果を有することが示された。スギ抽出物の分析結果から、Hsp70 発現抑制効果がどの化合物の寄与によるものか、そのメカニズムも含めて、解明する必要がある。Hsp70 の発現とがんとの関連性については数多くの報告があり、その中でも、細胞のアポトーシス誘導への作用がほぼ明らかとなっている。スギ抽出物とアポトーシスとの関連性についても、そのメカニズムも含めて、今後検討を進めてゆかねばならない。また、Hsp70 の発現抑制とがん治療に関する報告があり、本論文の結果から、スギ抽出物がその役割の一端を担える可能性が

Hsp70とはがん細胞を大きくする細胞で、アポトーシスとは悪い細胞を死なせる。アポトーシス誘導することでHsp70の抑制が期待できる。

出典：京都大学大学院総合生存学館

　ら、スギ抽出物ががん治療における、役割の一端を担える可能性が考えられる」とも論文には書かれています。

　三つ目の成分は、セドロール香気は副交感神経を促進する成分です。気分を爽快にしてくれる杉の香り、交感神経の高ぶりを抑え、副交感神経（自律神経の一つで鎮静、リラックス時に交感神経に対して優位になり、心身の鎮静をコントロールする神経系）を高める効果があり、血液低下、心拍数の減少、呼吸を楽に深くするなどの、鎮静効果がある物質です。

　杉の香りを吸い込んだ方の血圧を測定すると、吸い込んでから40秒から60秒で血圧が低下したそうです。ストレスを感じると血圧が上昇するので、血圧が低下したことは杉の香りで体と心が楽になった、リラックスできたといえる

そうです。

■■「すごすぎさん」を見ただけで血圧低下

　大学での実験によれば、「血圧の実験で、コンクリートの壁を見た時やペンキ塗りの壁を見た時と比べて、『すごすぎさん』の壁を見た時の方が、血圧の低下がはっきりと確認できた」そうです。

　「すごすぎさん」を見ただけで血圧が下がる、凄いですね。

　セドロールはセキステルペンの一種でもあり、脳内酸素濃度を増加させます。要するに脳内にセロトニンが増えるのです。

　脳の中には三大神経物質と呼ばれ、感情や精神に関係するホルモンがあります。

1つ・精神を安定させて幸福感を抱かせる幸せホルモンのセロトニン

2つ・向上心やモチベーションを高めるわくわくホルモンのドーパミン

3つ・物事への意欲の源であるやる気ホルモンのノルアドレナリン

　これらが不足しバランスが崩れると、心と体の状態が悪くなります。「すごすぎさん」から出ている物質のセド

ロールは不足したセロトニンを若干補ってくれますが、鉄分を補給することでもセロトニンが増えます。

　セロトニンが増えると気分がとても良くなり、また、免疫機能やホルモンバランスが良くなります。感情面、学習面、睡眠などにも、良い影響があるそうです。睡眠の実験では「セドロールを嗅ぐと、寝付くまでの時間が短くなり、睡眠時間が長くなった」との報告もされています。2002年に開催の70回生理学会大会では、杉の成分セドロールには、

■ 内装を見る前と見た後における収縮期血圧の変化

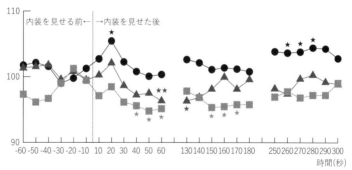

内装を見る前と見た後における収縮期血圧の変化

収縮期血圧
(刺激提示前30秒間を100とした場合の相対値、%)

●─ 対照室(白色塗装の壁の部屋)
▲─ 杉板材を壁に用いた部屋
■─ 杉スリット材を壁に用いた部屋

注)平均値のみ記載、*:p<0.05、**:p<0.01(対応のある検定：内装を見せる前(閉眼時)30秒間の平均値との間の差)
第62回日本木材学会全国大会で発表。「すごすぎさん」を見ただけで血圧が下がりました。
出典：木村彰孝、仲村匡司、藤田佐枝子、川井秀一：スリット加工が施されたスギ材の観察がヒトに及ぼす影響I 自律神経活動および気分・感情の変化について 第62回日本木材学会全国大会研究発表要旨集.CD-ROM(2012)

「眠りにつくまでの時間が早く睡眠時間が長くなる。さらにセドロールには、血圧を低下させて、心拍数を少なくさせる効果もある」と発表されています。その他にも前項と重複しますが、抗炎症、抗菌、抗真菌、抗ウイルスなどの作用もあります。セスキテルペン類の一種である、セドロールを醸し出す、「すごすぎさん」には恐れ入りますね。

■■ 良い空気は学力アップで心身健康

子供の学力向上は教育界において重要な課題であり、かつ早急に解決すべき問題であることは多くの人々が痛感しています。ゆとり教育からの急激な方向転換で、子供たち、先生だけでなく父兄も戸惑い、その対応に追われています。

「勉強しなさい」との大合唱の中で、子供たちも先生も疲弊しはじめ、しかも、多動の子供も増加傾向にある。個々の努力は必要ではあるが、子供たちの学ぶ環境、教室環境(特に室内空気)を良くすることが成果を上げる早道です。

脳内に補充されたセドロールは睡眠以外でも良好な作用があります。脳は酸素と糖分で働き、脳が全てをコントロールします。脳が正常な働きをしなければ、体全体は正常な動きと働きができません。従って脳には大量のいい酸素（セドロール）が必要で、肺が摂取する全酸素量の25％

が脳内に供給されています。脳の活性化には良い酸素と良い空気（セドロール）が大事だということですね。

　アメリカの環境保護庁が2008年8月に発表した報告書によれば、「劣悪な空気室は子どもの集中力や計算力、記憶力に影響を与える」と報告しました。この報告から思いますに、少なくとも子どもさんのお部屋や寝室は「すごすぎさん」でリフォームすれば子どもさんの発育と学習効果には良いと思います。いずれにしても、1枚の凹凸のある杉板から出ている物質で、さまざまな良い効果が期待できる。

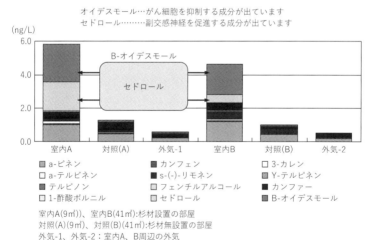

■ スギ木ロスリットの有無の排出成分の比較

オイデスモール…がん細胞を抑制する成分が出ています
セドロール………副交感神経を促進する成分が出ています

（ng/L）

凡例：
■ a-ピネン　　　■ カンフェン　　　□ 3-カレン
□ a-テルピネン　■ s-(-)-リモネン　■ Y-テルピネン
■ テルピノン　　□ フェンチルアルコール　■ カンファー
□ 1-酢酸ボルニル　■ セドロール　　■ B-オイデスモール

室内A(9㎡)）、室内B(41㎡)：杉材設置の部屋
対照(A)(9㎡)、対照(B)(41㎡)：杉材無設置の部屋
外気-1、外気-2：室内A、B周辺の外気

　杉木ロスリットから出ているものは、普通の板では考えられない成分です。

出典：京都大学大学院総合生存学館

スギ木口スリットの「すごすぎさん」が持つ偉大で神秘的なエネルギーは、まさしく宇宙を感じられずにはいられないですね。

　以上のことからも、「すごすぎさん」から溶出している物質を、医学論文として、日本薬学会に提出された意味が分かります。兎にも角にも私たちは一日の大半をお部屋で暮らしています。これからの時代、さまざまなウイルスの発生が予想されています。すごもり、リモートワークなどお家時間が増えたので、尚さら室内の環境が重要視されるでしょう。このような時にこそ室内空気には格別の配慮が求められるのではないでしょうか。良い空気は健康や学力を始め、体の全てに影響を及ぼします。食べ物や水を選ぶように空気も選びたいものです。空気は目には見えませんが、その良し悪しは人生を左右する程のものです。ここに、先人の名言というか格言を紹介いたします。

　九州大学と建築会社の研究実験の報告では、「杉板ではコロナウイルスが10分ほどで不活化」したそうです（日刊木材新聞）。この実験を「すごすぎさん」で行えば、さらに良い結果が出たと思われます。

　以上「すごすぎさん」の持つ力を紹介いたしましたが、家づくりやお部屋のリフォーム、学校の教室、塾などに「すごすぎさん」を使っていただき、是非とも全国各地の

ナイチンゲールの看護覚え書き

清浄な**空気**を呼吸する事が
　　　　　　看護の第一歩である

古代ギリシャ2500年前の聖医ヒポクラテス
万物にとっては**空気**が重要であり
　　健康も病気も悉く**空気**の存在で
　　　　　説明できる

教育機関や福祉施設、建築関係の方々が取り組んでいただ
けることを望みます。要望があれば各地に出向いてご説明
いたします。詳しく知りたい方は、私のお話し会でも聞く
ことができます。

　尚、巻末の寄稿文では冒頭に「すごすぎさん」の話が出
てきます。

特別寄稿文

私の生き方、考え方

応援メッセージ

　この寄稿文の執筆者は、私が仕事のなかで出会った方たちで、それぞれが信念を持ち、或いは苦難を乗り越え各方面で活躍されています。イシナガ建築工房が造る家のお施主様や出前講座「知らないことを知る」のお話し会主催者の方々です。皆様の日々の暮らし、生活に必ずや参考になると思います。まずは「すごすぎさん」の虜になった犬竹様の寄稿文からどうぞ。

●犬竹真由美様・キレイ工房
　犬竹様は東京東銀座のオフィスから、衣食住の危うさと正しさ、未来の子どもたちに向けた思いなどを発信し、自ら実践されています。物事に取り組む姿勢は積極果敢で妥協を許さない、その態度には確固たる信念を感じます。普段は明るく面倒見が良く、輝く女性です。今回の寄稿をお願いした時「実は、【すごすぎさん】のカビ実験していたのよ」、これには驚きでした。これこそが、真実を確かめ妥協を許さない犬竹様の真骨頂です。

「すごすぎさん」に魅かれて

知り合いから、「面白い話が聞けるので参加しませんか」。この様なお誘いを受けました。

石永さんの出前講座「知らないことを知る」に伺いました。私はかなり疑い深い性格なので「すごすぎさん」の箱を見た瞬間、「本当かどうか自分もやってみよう！」と思ったのです。すぐさま実験を始めることにしました。

ちょっぴり怖い？すごすぎる実験スタート

小さなタッパーと、「すごすぎさん」で作った箱にそれぞれスーパーで買った食パンを入れました。１か月もすると歴然と差が現れました。

「うわ！キモっ！！」タッパーはもう２度と空けたくない状態です。

「すごすぎさん」の箱は全くカビなし。

これは凄い！石永さんを疑っていたわけではありませんが、自分で実験した結果には思わずうなり声が出てしまいました。

面白くなって、もう１度やってみました。

今度は「すごすぎさん」の大きさを変えて３種類と「すごすぎさん」なしの計４個。見やすいようにガラス瓶を使

いました。

　1度目は箱全体が「すごすぎさん」でしたが、今度は
かなり小さい「すごすぎさん」。これでも効果はあるので
しょうか。

　これで効果が感じられるとしたら、さまざまな場面で活
用することができそうです。何せ社会は除菌抗菌ブームで
すから。

　そして今や、当時は夢にも思いませんでしたが未知のウ
イルス感染、コロナの恐怖に世界中が怯え、マスクを手放
せないおかしな世界へと突入したのですから。

　さて、2回目の実験結果はどうなったか。

　写真と一緒にお見せいたします。

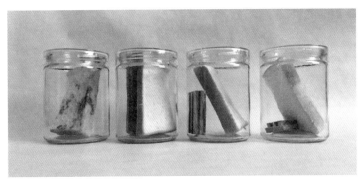

写真左から、「すごすぎさん」なし・「すごすぎさん」1／4・1／8・1／16

セッティング３週間後の写真をご覧ください。
パンは市販の食パンを半分に切って使用しています。

　開始から３週間過ぎた頃「すごすぎさん」なしのパンは黒カビが生えてきました。
　その他は変化が見られません。
　その後、約１年後の画像です。

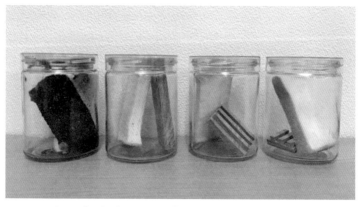

左から「すごすぎさん」なし・「すごすぎさん」1／4・1／8・1／16

　この結果には驚きました。
　「すごすぎさん」1/16にカットしたもの（約３センチ角）ひとかけら入っているだけで、１年経ってもパンに変化はありません。ちなみに、たまに蓋を開けて新たな菌に触れさせてみたにも関わらずこの効果でした。この抗菌効果、

調湿効果、驚きとしか言えません。

　この力はいろいろな場面で威力を発揮しそうです。

　この驚きをたくさんの人に知ってほしくて、弊社のセミナールームに飾っておき、来る人来る人に見せて驚きを分かち合っていました。

　ところがある日、私よりもうたぐり深い方の提案でアングル写真を撮ることになりました。さらに説得力がありますので、写真で紹介します。

1

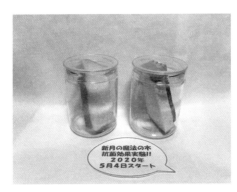

２０２０年５月４日開始（画像１）……５月１５日板無しのパンに少しカビが出る

2

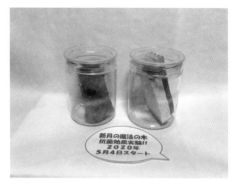

２０２０年６月１５日……「すごすぎさん」無しのパンはカビが全体に広がり真っ黒です。
湿気が水滴となり瓶の内側が濡れています。「すごすぎさん」ありのパンは何も変化なし

3

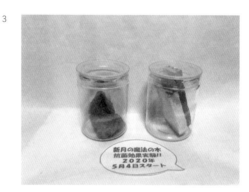

２０２０年８月２５日……これ以後カビたパンに変化みられず徐々に小さくなっていく

　石永さんと出会って、「ほんとかな？」と真実を確かめ
る実験を繰り返し、すごすぎさんの調湿効果、殺菌効果を
目の当たりにしました。

4

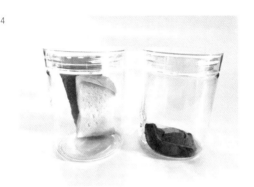

2022年2月16日……開始から1年9か月、「すごすぎさん」が入ったパンは何の変化なし

　今のご時世、息苦しいマスクを付けるよりも、「すごすぎさん」を上手に活用すればよいでしょう。お部屋全体を「すごすぎさん」で埋め尽くせたら本当に素敵だと思いますが、例えばリビングや寝室の一部、子どもの勉強机の周りなどに配置するだけでも十分効果がありそうです。

　初めて石永さんにお会いした整体サロン。
　施術のお部屋は「すごすぎさん」で埋め尽くされていました。
　私たちが着席したテーブルにも「すごすぎさん」が置かれていました。
　お部屋に入った瞬間の、あの何ともいえない気持ち良さは「すごすぎさん」による空気の浄化作用だったのでしょう。

お部屋に置いておくだけでもあの効果。

　建材として「すごすぎさん」でお家を建てたらいったいどんなに気持ち良いか、想像するだけでも健康になっちゃいそうです。

　最後に、私は石永さんから「暮らす環境を変えることで健康を改善することができる」という事実だけではなく、「昔から続く良い文化をなくしてはいけない！」「本当に良いものを作る生産者を途絶えさせてはならない！」という熱い思いと、全国でのお話し会など、ひたむきに活動し続けるパワーに大きな感動をいただきました。日本全国に、そんな石永さんを応援する、たくさんのファンがいます。私もその一人として本当に良いものが必要な人の手に届く活動に加えていただけることに、心から感謝しています。

　そして月日が過ぎ……。

　石永さんから今回の依頼をいただき、久しぶりに様子を確認しました。実験を始めてからずっと部屋の片隅にセットされたままになっているのです。

　未だに（2023年9月4日現在）「すごすぎさん」の入ったパンはカビ無しです。

●吉村真紀様（医学博士）からの寄稿文です

　私は、全国でお話し会を開催してきましたが、そのきっかけを作ってくれたのが、マキちゃん先生こと、吉村真紀様です。マキちゃん先生は、全国の冷えとり健康法の仲間の要請を受けて、冷えとりのお話し会をされ、多くの人たちを病魔から救いだされました。

吉村真紀・「冷えとり健康法」について

　長崎県で現役麻酔科医をしています、吉村真紀と申します。

　年齢はアラフィフ。乳がん卵巣がんの経験のあるがんサバイバーです。

　私が「冷えとり健康法」と出会ったのは2010年３月。実践するようになって14年が経ちました。冷えとり健康法と出会ったのも卵巣がんが発覚したのも、ほぼ同時期。手術は行いましたが、私は抗がん剤を使用せず、玄米菜食砂糖抜きと自然療法でがんを完治させました。

　冷えとり健康法とは、愛知県小牧市在住の耳鼻科医進藤義晴先生が発案したもので、半身浴中心、衣食住を整える健康法です（もはや健康法の領域を超えていますが）。私が冷えとり健康法でどのように変わっていったか、また、衣食住の住との兼ね合いも含めてお話してみたいと思いま

す。

　私は長崎県佐世保市で生まれ、高校まで地元で暮らし、大分の大学へ進学しました。その後、医師免許を取得し麻酔科医として、おもに長崎県で働いたあと、大分市、浜松市でも暮らしました。もう、長崎県に帰ってきてから20年以上が経ちます。30代前半、私は過酷な勤務に就きます。それは自分が希望した勤務だったのですが、想像以上の激務でした。医師としてのスキルアップはできたのですが、当直、待機当番も多く、体がむしばまれていきました。さらに軽いうつ病も併発。それは２年くらいで完治しましたけど、つらい時期でもありました。人生で初めてインフルエンザにかかったのもこの時期でした。

　私は35歳で乳がんになります。過酷な勤務が終わって１年ちょっと経ったあとでした。がんの診断を受けたときは、もちろん落ち込んだのですが、「ああ、休める」、と思ったのも事実です。それだけ、仕事を頑張ってきて燃え尽きていたのだと思います。

　乳がんは温存手術、放射線治療。経口抗がん剤は２年ほど、ホルモン療法もやりました。乳がんのほうは再発もなく順調でした。しかしなぜか冷え症が悪化してしまったのです。真夏にサンダル履けない、アイスクリームが食べられない、長そでが離せない、という事態に陥り、何か冷え

にいいものはないか、インターネットで探す日々でした。そこで出会ったのが、冷えとり健康法で不妊を克服して、出産した方のブログでした。その方のおすすめの靴下を購入し、半身浴と足湯を始めたのが2010年3月中旬でした。

　そのころ、乳がんの定期健診で新たに「卵巣がん」が発覚。手術を行ったものの、抗がん剤やりたくないなあ、と思っていたところに、親友が「玄米菜食砂糖抜きと自然療法で治るから抗がん剤しないで」と泣きついてきたのです。親友の義理のお母さまが同じ病気で西洋医学ではなく、食事と自然療法で治っていたのです。あのとき、親友の言葉がなければ、私はいま生きていないでしょう。

　食事療法と自然療法を始めたら、面白いように体重が減っていきました。そして自然療法、特に「びわ温灸」ですが、佐世保市内でいい出会いがあり、最初に「がん治りますよ」とさらっと言っていただきました。これがすごく励みになったのを覚えています。

　私はニンジンジュースを飲んでいましたが、夏頃、手がみかんを食べすぎたときのように黄色くなっていたので、排出できてないな、という実感がありました。冷えとり健康法はデトックスが得意です。それで、夏頃から、意識して半身浴や足湯をやるようになっていきました。こうして

冷えとり健康法にシフトしていったのです。それから１年半ほどで厳格な食事療法は終了し、食事は元に戻しました。しかし、冷えとり健康法はずっと続けています（以下５行削除済）。

　冷えとり健康法とは、頭寒足熱、半身浴が中心の健康法です。体の冷えはもとより、心の冷えも取っていく。食べ過ぎない、腹八分。自分と向き合う健康法です。

　進藤先生の名著『万病を治す冷えとり健康法』をはじめとした著書の内容を中心に、私は冷えとり健康法を毎日実践していきました。

　冷えとり健康法はまず、半身浴です。頭寒足熱の実践。ぬるめのお湯に、みぞおちまでつかり、腕はお湯から出しておきます。頭寒足熱、字のごとく、下半身を温かく、上半身は涼しくしておく、温泉の露天風呂のイメージです。そうして頭寒足熱を行うことにより、気が巡って、血が巡る。東洋医学では気、血、水のめぐりが良ければ、病気になりにくいと考えられており、頭寒足熱にして初めて、気、血が巡り、水が巡っていきます。健康維持のためなら半身浴は30分前後で構いませんが、病気の方はもっと長時間されるのが良いでしょう。冷えとり健康法の愛好者は、朝から半身浴を好んでやっている方が多いです。また、「水に流す」という言葉があるように、いやなこともお風呂のお

湯に出ていくことは多いのです。水の豊かな日本に生まれてよかったなと思います。地球上の大陸の水がもっと豊かで、どこでも半身浴ができるならば、戦争はもっと少なかったかもしれないと思うくらいです。

次に、頭寒足熱、冷えとり健康法を支えるのは、足湯です。特にお年寄り、病弱な方にはお風呂に入るよりも負担が少なく、おすすめです。お湯の温度はちょっと高めの43℃前後。冷めないようにお湯を足すか、温度がコントロールできる足湯機を使うのがおすすめです。ちょっとした体調不良や風邪の引き始めなどにも効果があります。これは子どもにも大人にもいいものです。

冷えとり健康法の柱は、半身浴ですが、24時間ずっとできるわけではありません。そこで衣服で調整していきます。まずは靴下の重ね履きをしていきます。肌にあたる部分にはシルク（絹）、そのあとシルク以外の天然繊維すなわち綿、ウール、麻などを選びます。それらを交互にシルク、シルク以外の天然繊維〜というように重ねていきます。まずは数枚五本指を履き、そのあとで先の丸い靴下を重ねていきます。下半身を温めるために、レギンスやスパッツも同様にシルク、シルク以外の天然繊維を重ねます。ここでも頭寒足熱を意識して、上半身は薄くしておきます。天然繊維の衣服を中心に着ます。服薬という言葉通り、天然

繊維を身に着けることはそれだけで薬になります。シルクは排毒力があります。シルクを身に着けることで体の排毒が進みます。さらに食事は腹八分、よく噛んで少食にします。農薬や添加物の少ないもの、なるだけ精製されていないものを食べます。体を冷やすものは5％までにとどめます（以下3行削除済）。

こうした健康法を実践するなか、私は冷えとり愛好家がよく集まるマルシェで、NPO法人矢部川流域プロジェクトの石永さんと出会うのでした。

「シックハウス症候群」「化学物質過敏症」「気管支ぜんそく」など、衣食住の住が与える影響が大きい疾患、病気もたくさんあります。以前、引っ越ししたらぜんそくが治ったなど、住環境を含めた環境が肉体に大きな影響を及ぼすと予想されるケースも見聞きしています。医師として、その前に一人の人間として思うのは、現在の日本で生きていくには、いろんな知恵、叡智が必要だということです。文明が発達して、大事なことを置き忘れているのが今の日本の現状ではないでしょうか。私たちは動物であり、地球と共生する存在なのに自然と離れすぎて、生きづらくなっているようです。

野口整体の創始者、野口晴哉さんの著書『風邪の効用』などを読んでいると、病気をどうとらえるかについての意

識がかわります。私は風邪というものは「体がよくなるためのものでしかない」と感じました。

　人間はいつか死にます。死亡率は100%なのです。今ここを生きる、というのは、いつ死んでもいいように後悔のない生き方をするということにほかなりません。それには「自分の生き方は自分で決める」、この大事なことが、今の日本人には抜けてます。これができているのは1割程度ではないでしょうか？

　私はいま、FTW、Free-energy Technology Wisdom というものにハマっていて電子を身体に取り込むことがすごく大事だなと思っています。ミトコンドリアの電子伝達系を動かしていくことが、健康のカギを握っているようです。冷えとり健康法もですが、とにかく自分でできることを地道にやり、続けていくことがとても大事です。体や心の声をしっかり聞いていく。そして、楽しく今ここを生きる。私は冷えとり健康法をやっていたからこそ石永さんに出会えました。まさに、冷えとり健康法は私にとって自分を生きるための素晴らしいツールです。

●今井みどり様・茜染め染色家
　昨今の衣服は下着も含め化繊のものがほとんどで、この

影響で経皮毒（化粧品、シャンプーなども）による体調不良も発生しています。今井様は、ご自分の体調不良の体験から、衣服を通して健康や生きる知恵などを発信されています。

着（氣）る物とカラダ

まさか今着ている服が体や環境に影響を及ぼしているなんて考える人はあまりいないかもしれませんが、洋服の素材や形で、皮膚呼吸しやすかったりしにくかったり一番肌に触れる下着を考えてみるだけでもそれが化繊と自然素材では随分違いますし、ファストファッションと呼ばれる大量生産大量消費される洋服を作るために使われる粗悪な化学染料は製造場所である国の河川や海を汚染し、安い人件費で雇われた人たちは過酷な状況下で働いています。安く売られているものには必ずどこかに犠牲が強いられていると想像を及ばせてみてください、もともと自然素材が好きでしたが手持ちの下着は化繊混がほとんどでした。それを見直すきっかけになったのは仕事で無理をしすぎて体調を崩したことと20代後半から抱えていた緑内障がきっかけでした。

何年通っても進行は止まらず、点眼薬の副作用で免疫が下がりちょっとした風邪すら自力で治せずにこじらせて気

管支喘息になり段々薬が増えるという完全な悪循環に陥ってしまいました。そんな中でとうとう自分の体は自分で治すしかないということに気づいた時には、両目は既に末期状態で正常な人の半分以下の視野になっていたのでした。このままでは体も人生もダメになる、崖っぷちに立たされてようやくスイッチが入った自分は、今思えばまるで他人事のように自分の体に対して無責任でした。

　私はまず食を見直しました。それだけで随分マシになりましたが、しかしあるところから停滞します。そして相変わらず進行は止まりません。あまりストイックになりすぎても心が殺伐としてきます。そこで衣と住も見直していくうちに、自分の心身と環境は密接につながっていることに気づいて愕然としましたが、薄紙を重ねるように時間をかけて少しずつ整えていきました。

　私は体にいいと思うものをいろいろ試していく中で耳鼻科医の進藤義晴先生が考えられた冷えとり健康法に出会いました。頭寒足熱腹８分を実践し、半身浴と自然素材の靴下と服で下半身を常に温かく保つことで自己治癒力を高めていくというものです。血流の悪さを常々感じていましたがこのシンプルな実践を続けるほど食だけを気をつけていた時より加速度的に体調が良くなり、何と２年目で進行が止まりました。その時の感動と喜びは今でも忘れません。

そうして自分の判断で10年以上の病院通いから卒業しました。それは20代から抱えていた失明への恐怖と不安から解放されたということでもありました。

　当時私は染織の仕事をしていましたが、このことがきっかけで突き動かされるように茜染めをメインに植物染料に特化した染めもの屋を始めました。

　医師から一生治らないと言われてもそうではないということを、自分にできる事でたくさんの方にお伝えしたくて。これは私が特別だからそうなったという事ではなく、誰もが自分でできることなのだということを思い出してほしいのです。人は何歳からでも自分がその気にさえなればいかようにも変われるということを私は体感し確信しています。

　それから古来の中国から伝わってきた次の言葉に出会ったことも大きいです。【草根木皮これ小薬・鍼灸これ中薬・飲食衣服これ大薬身を修め心を治めるはこれ薬源なり】。薬や鍼灸よりも日々の食事と身につける衣服が一番の薬である。日頃から体と心を整えておくことはさらにその源である。私は古来より使われてきた染料は大部分が薬効のある生薬でもあり、それを煎じて飲んだり布を浸して患部に当てがったりしていたのでした。服薬という言葉もそこからきているようです。

　身の回りに生えている植物は、調べていくとたいてい何

らかの薬効を持っている薬草でもあり知れば知るほど必要なものが足元に用意されているのだと分かって感動します。調子が悪い時、病院へ行く前に体を温めたり、胃腸休めをしたり、足元の草を利用する人が増えたら膨大な医療費（2021年度の医療費は44.2兆円厚生労働省調査）はいとも簡単に削減できるでしょう。昔の人があたりまえにしていたことを再び現代でも取り戻せたらと願っています。

　命を支えるのは命であるということを忘れてしまうと生命の循環の環から外れてしまい病気になるのだと思います。人も自然の一部であることを忘れないこと。本来は口にするべきではない化学由来のものには、命を支えることはできないのです。衣服も住まいも同様です。生命倫理を逸脱した現在の状況は遺伝子組み換え食品を市場に出回らせ、食糧危機を煽って昆虫食を奨励するという異常事態ですが、テレビや新聞を情報源としている人たちはそこに疑問を感じません。森羅万象（世にある、あらゆる存在や物事）、全てはつながっています。

　まずは自然素材で締め付けない下着を選んで頭寒足熱を意識してみてください。下半身は温かく、上半身はそれより薄着にします。

　足がむくみやすい人は靴下とレッグウォーマーを。

　お腹を触って冷たい人は夏でもハラマキを。

自分が自分の体の一番の理解者でありますように。

●加藤祐里様

郡上もりのこ鍼灸院院長、助産師・鍼灸師

　加藤さんは本業もさることながら、地域の若いお母さんや女性の方々が「地元でがんばれる」応援、支援を行われています。また、養蚕など伝統産業の継承にも心血を注ぎ、子育てや社会通念においても独特の姿勢感を持ち郡上市で八面六臂の大活躍、郡上の羅針盤ともいえます。加藤祐理さんが言う、世間の流れに追随しない、温故知新的な「私流の生き方、私流の働き方改革」は是非とも参考にしていただきたいと思います。

移住先で地域も人も活性させる

　私は岐阜県郡上八幡在住の加藤祐里と申します。以前は愛知県の都市部に住んでいましたが、長男の小学校入学を機に移住して11年が経ちました。

　私は高校卒業後、看護学校から助産師学校へ進学し、卒業後には産科病院で勤務しました。一般的な助産学は西洋医学をベースに管理されていますが、妊娠中の心身の不調に対し病院の検査で異常がなければ、後は我慢するしかない、と放置されてしまいます。社会が多様化複雑化して、

子育てする母親たちに起こる問題を解決するには、もっときめ細やかに、異常が起こる前に体と心をケアする必要があると思い、東洋医学の視点で体を見ることができる、鍼灸マッサージの資格を取りました。

今の私の活動の原点となる出来事は、助産師学校時代に、自宅出産を専門に介助していたＳ助産師との出会いでした。今から20年以上も前ですが、当時も日本全体でのお産の中で、自宅出産を選択する人はとても少数でした。

自宅での出産の場合、簡単には医療の力を借りることはできません。だからこそ妊娠中から、食事や運動を始めとする徹底的な体づくりが必要なわけです。産後も必要に応じて助産師が訪問してくれますが、病院のようにずっとスタッフがいてくれるわけではありませんから、自分のことは自分たちで何とかできるように準備が必要です。「妊娠中に病院や保健所の母親教室に行ったけれど、眠たくてあんまり聞いてなかった」、「いざとなったらきっと専門家の人が何とかしてくれるだろう」などと言う人はいません。どの人たちもご夫婦共に、自分の命を人まかせにはせずに、楽観もせず最悪なことも想定しつつ真剣に夫婦で学びその準備をしています。助産師からセルフケアを指導されて「忙しかったし、面倒くさくてできませんでした」などと言う人もいません。産むことに真剣に取り組む人は、真

剣に人のアドバイスを聞きますし、時間がなくても何とか実践しようと努力されます。Ｓ助産師は基本的な蒸散ケアに加えて、針灸、整体、アロマ、ホメオパシーなど、お産に良いといわれる、世界中の古今東西の民間療法に精通されていました。どれもこれも教科書には書いてないような、目からうろこのことばかりでした。それまでの私は、人間の健康は病院のお医者様が立派な機械を使って見て管理してもらうしかないと思っていましたが、普段の食事やお風呂の入り方など誰かに依存しなくても、簡単にお金をかけずに病院に頼らなくても、健康でいられる方法はたくさんあると知りました。

　Ｓ助産師に言われたことで私が一番良く覚えていることは「妊娠検診では全身を触って観察する。本人でも気づいていないような体の冷えているところ、硬くなっているところを見逃さないようにしている。本人が気づいていない、というのは本人も知らない間、体の中に意識が行き届かないということが起きているということ。でもよくよく聞くと必ず原因がある。旦那さんと喧嘩したとか、上の子の世話で寝不足だったとか、仕事が忙しくて疲れが溜まっていたとか。その時の本人は「このぐらい我慢しなくちゃ」とか「自分さえ黙っていれば穏便に済むだろう」と本当に言いたいことを我慢して無意識にやり過ごしてしまう。

しかし、小さなほこりが溜まってお部屋が汚れていくように、妊婦さんが我慢したことは体の緊張や筋肉の凝りを作るのです。放っておけば出産の時に体が緩まず、余計に陣痛を強く感じたり、なかなか子宮口が開いてこなかったり、お産が長引いてお腹の赤ちゃんに対して負担の原因になります。妊婦検診はただ異常を発見することが目的ではなく、その人の体を通して体や心の癖を知る大事な機会でもあるのです。

　S助産師が教えてくれたことは、助産師としての仕事のやり方だけではなくて、私自身が私の人生や私の命をどう扱って生きていくかについて、考えるきっかけを与えてくれました。もし私が結婚したとしても夫に依存しないで生きていけるように、女でも差別されることなく一生続けられると思って助産師を目指しました。助産師になった以上、自分も親のように自分のことや家族と過ごす時間を犠牲にしてでも、仕事第一で働き続けるべきだと思っていました。S助産師が妊娠中の母親の体づくりを通して教えてくれたことは、「生まれてくる命を守ることは、産み育てる親たちが自分の体や心を大切にできる生き方を実践しているということ。間違った暮らしをしていると、体も心も病んできて、本来持っているその人らしい優しさを発揮できなくなってしまいます。子どもを産むか産まないかに関わらず、

この地球で生きている人間全てが自分を大切にできれば、そばにいる身近な人に寂しい思いをさせず優しく接することができるようになります。私はたくさんの命の現場に立ち会ってたくさんの家族を見てきましたし、自分も結婚して2人の子どもを授かって、今になりようやく「自分を大切にすること」が分かってきたように思います。

　私は今、助産師の経験を生かして、出産前後の女性や赤ちゃんへの鍼灸治療の仕事をメインにしていますが、子育て中の母親を対象にしたクラスやサークル活動なども行っています。私の治療院に通って来るママたちは社会の中では「マイノリティー」な方が多いとおもいます。田舎ですので産婦人科が少なく出産の選択肢がないということもありますが、ほとんどの人は妊娠したら親や周りのママ友が勧めるように、地元の産婦人科へ行きます。私の治療院に通って来る方たちはいわゆる「普通で当たり前」と言われることに違和感を抱いて、他の方法はないのか？自分はどうしたらいいのか？真剣に考えて調べて私の鍼灸治療院へ来てくれます。自分の理想ができるのであれば、遠方だろうと、家族みんなで協力して出産を成し遂げようと応援します。そういった意識の高い女性たちは出産後も行政が主催する、いわゆる普通の子育てサークルでは満足できません。小さな子どもがいて育休中でも、今まで知らなかっ

たことを学んで成長できることに挑戦します。マイノリティーだからこそ、自分と同じような価値観の仲間と出会えると嬉しいし、同じように悩んでいる仲間がいたら力になりたい。

　開業の当初から、そういったママさんのために子連れで参加できるクラスやイベントを主催して出会いの場を作ってきました。

　これは私が病院で助産師をしてきた頃から心掛けていたことですが、子育てに迷い不安を抱える女性がいた時に、私のように専門家として、知識を持った指導者が一方的に答えを示して全て解決するよりも、同じように悩んだ経験のある、先輩ママからアドバイスを受けたり、共感してもらえるような関係づくりを大切にしています。最初は「まよえる子羊」のような目で自信なさげにしていたママさんが仲間を得て、同じように子育てで悩んでいる、ちょっと後輩にアドバイスとかするようになって「群れを率いるオオカミのリーダー」みたいに成長していくママたちを何人もみてきました。

　令和３年12月27日某新聞を読んで、最近の日本の子育て中の女性の中には「自分なんか、学歴もないし資格もないしお金もないし」と自らを卑下して自信を持てなくなっている人が多いように感じます。自分の悩みや挫折が人生の

欠点ではなくて、誰かにとっては勇気になり希望になると気づいた時、自分が「自分を選んで生まれてこれて良かった」と思ってほしいです。

　郡上市で子育て中のママさんが中心になって活動している「草木屋ハハノテシゴト」というサークルがあります。3年程前（令和2年）から私の治療院に通ってくれていたママたちの何人かで始めました。既存の育児サークルはどちらかというと、子どもを遊ばせることが目的の内容が多いものですし、田舎で生まれ育った人でも「ここは田舎だから遊ばせるとこがない」と言って、市外のショッピングセンターに出かけてしまうことが多いのです。「ハハノテシゴト」では近くの川や山に遊びに行ったり、大鍋で豆を煮て手前味噌を作ったり、昔ながらの「おくどさん」で火を起こして、羽釜でお米を炊いたり、自分たちで使う晒しの「おんぶ紐」を草木染したりと、小さな子どもがいるとママ一人で準備したり、出かけるには難しいけれど、仲間と助け合って、やったことがないことも教え合って、ママ自身も子どもと一緒に楽しめて、お金をかけなくても郡上らしい過ごし方ができるような活動をしています。

　なかでも草木染が得意なママさんがいて、身近に生えているヨモギや枇杷、杉などを採ってきて、ガスや電気を使わずに焚火で煮だして、冷えとりの靴下や赤ちゃんのス

パッツなどを染めて商品化し、販売もしています。

　子どもたちも小さくて計画通りに作ることが難しいので、売り上げのノルマや締め切りなどは設けずに、無理せず楽しく作ることを目標にしているのです。

　また、2019年から始めた取り組みとして、九州のNPO法人矢部川流域プロジェクト・石永節生さん指導のもと、郡上で月齢伐採した杉の木を、１年以上自然乾燥させて削った「鋸屑」を使った枕を制作し販売を行っています。

　「ハハノテシゴト」の関係者には、旦那さんやお父さんが林業の仕事や大工の仕事をしている人が多く、郡上の山を守るために自分も協力したいというママたちと作っています。

　私自身の子育てはというと、長男が小学校入学を機に、愛知の都心暮らしから自然あふれる岐阜県郡上八幡に引っ越し移住しました。愛知にいた時は朝７時から夜７時まで保育園に預けっぱなしで働き通しでしたが、家のローンとか教育費とかお金に追われるような都市的生き方から一旦外れてみようと思いました。

　せめて学校から帰ってくる子どもに、家で待ち「お帰り」と言ってあげたい、子どもが学校からの帰り道に「道草」できるような環境で子育てをしたいと思い、郡上市八

幡町には親戚も知り合いもいませんでしたが、郡上八幡への移住を決めました。仕事柄、いろんな子育ての理論は学んできましたし、人から相談されればそれなりのお答えもしますけど、子ども2人とも男の子ということもありますが、ご飯をお腹いっぱい食べて、外でたくさん遊んで、早寝早起きをする。興味を持ったことがあればまずはやってみる。学習塾とかには行かなくても、郡上には目の前には川があり、冬は雪が降り、山があって星空がきれいで、いろんな生き物が周りにいて、毎日歩いているだけでいろんなことを学べます。

　勉強というと、机に座って教科書を暗記して、100点取れるような子どもは頭が良いと判断されますが、それらは既に大人が答えを決めた勉強です。これからロボットやAIがどんどん人間の仕事を奪って、従来からの仕事がなくなっていくといわれる時代にこそ、逆に答えがいつも同じにならない、アナログ的な感性が大事になります。子ども自らが、虫でもゲームでも何でもいいから興味を持って、よく観察し夢中になって楽しめることは、全てが学びにつながると思っています。都会に住んでいた時、子どもたちは本当によく熱を出して看病も大変でしたが、空気の良い田舎に引っ越したこともあり、ずいぶん体が丈夫になりました。

私も自分の家で仕事しているので比較的都合がつきやすいこともありますが、都会で病院勤務していた時は私自身、気づかない間にストレスを溜めていて、それが子どもたちにも伝わって、子どもたちにとっても、心身のストレスになっていたと思います。

　東洋医学でも子どもの心身の不調を治す時、母親から治療することがあります。小学生の子どもが学校でいじめや人間関係のトラブルを起こす時、たいていは家庭環境が問題の背景にあります。放任もダメですが、甘やかしすぎて自立の機会を奪ってしまう、親の期待が強すぎて、子どもが親に気を使いすぎて、自分のしたいことが分からなくなってしまうような「良い子」でも、子どもは家庭の外でストレスを発散しようとします。母親の心身の状態は家族みんなに影響を与えます。そういった自分自身の子育ての経験もあって、治療院に通ってくる女性たちを治療する際に、ただ体の痛みや凝りが取れたらいいわけではなくて、その人自身がその人らしく毎日の人間関係や日々の暮らしに満足して生きているかという観点を大切にして治療を行っています。

●山田一美様・主婦
　山田様はお施主様のお友達で、度々お目にかかり、いろ

んなお話を交わし、環境と正しい衣食住の改善に熱心な方です。自ら実践されて、その最たるものが自宅出産でした。以下の寄稿文は、旧イシナガ建築工房で発行していた、「みそら新聞」に寄稿いただいたものを、了解を得てそのままで掲載させていただきました。

自宅出産

　長女と次女は病院で生まれました。長男は昨年（2010年）ご縁のあった助産師さんにサポートをお願いして自宅で生まれました。この貴重な経験を文章にして、「その良さを皆様にお伝えしたらどうですか」と住宅会社の石永社長に促され、筆を執りました。

　私が自宅出産の際にお世話になった助産師さんは、「堀尚子さん」という名前の、とても明るくて素敵な女性です。妊婦検診も堀さんのところに通いました。最初は、全く不安がないわけではありませんでしたが、検診に通いアドバイスをいただいて、いろんなことに取り組んで生活していくうちに、不安は解消し楽しく過ごすことができました。妊娠中に心掛けていたことは、良くいわれていることと思いますが、たくさん歩くことです。もともとあまり苦にはならない方ですが、歩くための時間を確保するのに、少しばかりの努力が必要でした。朝は早起きをしたり、隙間の

時間を見つけて、歩く努力をしました。歩くことは安産のためだけではなく、出産後の育児をする体力をつけるためにも「歩くことや、雑巾がけなど体を動かすことがいいのよ」と助産師の堀さんから励まされました。また、お腹の中の赤ちゃんとコミュニケーションを取ろうと、散歩中には良く話しかけたりもしました。

それと、毎日食事日記をつけていました。赤ちゃんを授かったことが分かってから、食べた物は記録していましたが、助産師の堀さんにアドバイスをいただいて、その日の体調や体重、運動なども記録するようにしました。食事は、ご飯と野菜中心の和食にするよう心掛けました。また、テルミーという道具を使って体を温めることも、毎日行っていました。このテルミーは友人から教えてもらって、とても良かったです。産後の今も何かと役立っています。

検診の時は、必ず予約を取って行きます。ゆっくりと時間を取ってもらえるので、気になることや疑問などをじっくりと聞けて、とてもありがたく思いました。助産師の堀さん宅までは、自宅から1時間半ぐらいかかりましたので、最初は大変かなと思っていたのですが、実は思っていたより大変ではなくて、むしろ私にとっては楽しい時間になりました。上の子どもたちの学校や幼稚園のことなどいろいろなことで、普段はバタバタした生活でもありました。電

車とバスで助産師の堀さんのお宅に通う時間さえも、お腹の中の赤ちゃんと自分にとって貴重な時間でした。（希望すれば、自宅での検診もお願いできるので、出産が近くなると自宅に来ていただくこともありました）

　そうして楽しく毎日を過ごし、いよいよ出産の日が近づいてきました。生まれてくる時間や場所、状況などは赤ちゃんが自分で決めてくるのだそうです。助産師の堀さんからも「予定日はあくまでも予定だからね」といわれていたものの、予定が近づくにつれ私はもちろん、家族全員がドキドキそわそわしていました。予定日の当日は、何の変化もなくさらにドキドキ感が上がります。その次の日が満月だったので、この日かも、と思いながら検診を受けて、いつもの通り散歩などして過ごしました。また次の日も次の日も…そして、やっと出産当日、午前中におしるしがありました。

　念のため助産師の堀さんに電話を入れてから、いつものように散歩にいきました。赤ちゃんと一心同体なのもあと少しと思うと、名残惜しい気持ちもありましたが、早く会いたい気持ちもありました……。午後になると主人が自宅に戻り、夕方には子どもたちが帰ってきました。それと同時に少しずつ陣痛らしき痛みがやってきました。まだ余裕があるうちにと、食事の用意をしたり、入浴したりしまし

た。夜になって、だいぶ痛みが増してきたので、助産師の堀さんに来てもらうために電話をしました。赤ちゃんを迎えるための部屋は薄暗くして、敷いた布団のそばに椅子を置いて用意しました。だんだんと陣痛の間隔が短くなっていきます。

　自宅出産は分娩台がないので、好きな姿勢で好きな場所で出産して良いよと言われていました。私は楽な姿勢の四つん這いを選びました。四つん這いになって、パートナーに支えてもらいました。助産師の堀さんは肛門を押してくださってもう一人、お手伝いの助産師さんが、テルミーを使って腰の当たりを温めてくださいました。そのせいなのか、ずいぶんと痛みが和らぎ、とてもありがたかったです。時折、助産師の堀さんが「好きな姿勢に変えても良いよ」「好きなように声を出しても良いよ」「上手よ」などと、優しく声をかけてくださいました。決して急がされたり、不安になるようなことはありません。言葉に表すのは難しいのですが、この受け入れてもらっているという感じが何ともいえない幸せでした。そして、もう少しで生まれるという時に、眠っていた上の子どもたちを、パートナーに起こしてもらいました。事前の打ち合わせでは、無理には起こさないと話し合っていましたが、できれば家族皆で赤ちゃんを迎えたいと思ったのでした。子どもたちも、パッと起

きてきてくれましたので、良かったです。

　いよいよ頭が見えてきた時「もう少しよ、頭が見えてきましたよ」と声をかけてもらいました。赤ちゃんの体が半分ぐらい出てきた時、オギャーと可愛い鳴き声が聞こえました。それを聞いた皆が「おおー元気だねえ」と感心していました。皆がお迎えしている中で、赤ちゃんはゆっくりゆっくりと生まれてきました。私は、赤ちゃんを胸のところに抱かせてもらって、「初めまして、元気に生まれてくれてありがとう」と初対面の挨拶です。へその緒の血流（拍動）が止まるのを待って、パートナーがゆっくりとハサミで切りました。それから、赤ちゃんをおっぱいに吸い付かせてもらって初乳をあげました。この時の幸せ感は何ともいえないものです。何と赤ちゃんは、2時間半もお乳を吸っていました。

　妊娠中からずっとお世話になった助産師の堀さんと、お手伝いに来てくださった助産師さん、家族の皆に見守られ、安心感と幸福感に包まれたお産でした。また、無事に安全に出産できたのは、温かく見守り支えてくださった全ての皆様のおかげだとありがたく思っています。生まれてくる時間や場所、状況は、赤ちゃんが自分で決めてくるのだとしたら、赤ちゃんがいろんなご縁を結んでくれたのかも知れないなあと思います。ご縁あって出会えた全ての皆様に

感謝いたします。全ての赤ちゃんとお母さんが安心していられるように、温かくそばに寄り添う方がいてくれますように祈っています。

　個人的で日記みたいな文章ですが、育児中の今、大切な記憶が薄れてしまう前にこうして文章にできて良かったなあと思います。書くきっかけをくださった石永社長にも感謝しています。できればもう1度、助産師の堀さんのサポートを受けて、今度はイシナガ建築工房の造る家の新居で自宅出産をしたいと夢見ています。

●杉本幸之栄様・健康自然食品店店主

　杉本様は食材のプロフェッショナルです、有機野菜・無添加食品などを店頭販売の傍ら「衣食住の安全と危険」を絶え間なく発信されて、多くの方々に喜ばれています。絹や綿の体にいい衣服を着ても、自然素材の家に住んでも、食が悪ければ台無しになります。衣食住は常に一体です。

心と体が喜ぶ美味しさを

　次から次に○○がイイっていう情報がテレビやネットから入ってきますが、どうしたらイイのか迷いますね。100％イイ食品も悪い食品もありません、○○がイイのではなく、イイ成分も含まれてのことなのです。

個別の食材に偏ることは、むしろマイナスの方が大きいことを知っておいてください。つい栄養素ばかりに目を向けて、○○を食べたいとなりがちですが、それが、あなたに今必要なのか、健康に役立つのかとは別物です。たいていの場合は、量より質を大切にする方が健康を守れます。命を食べて命を育む食事を楽しみ、人を良くするのが、食の在り方です。

何よりも大切にして欲しいのは
① 身土不二、住んでいる場所でその季節に採れるものを食べる
② 一物全体、食材の全体（全部）を食べる
　このような考え方を食の基本にするものです。
　四季折々の変化に体が対応できるように、食材の恵みにも変化があります。つい捨てがちな皮や根っこの部分に、大切な栄養が含まれています。日本の気候、日本人の体質などに合った食事がありますので、やみくもに海外の情報やSNS情報を鵜呑みにするのは危険です。身土不二・一物全体で身になるような食事をしてください。

お家での日々の食事は次の三つを心掛ける
① 健康に育つのに、十分な栄養が取れること

②味覚や嗅覚が鍛えられ、感性が磨かれ、知性が向上す
　ること
③強く、柔軟でおおらかな心を育てること
　これらを日々食べる食事と作法の習慣で磨き、育て上げ
子どもさんの可能性を広げることではないでしょうか。

　どんな料理がいいのですか、の質問に「美しく作り過ぎ
ないこと！」って答えるとビックリしますか？
　今の美味しさは、口に入れた瞬間の美味しさ、ふわふわ、
ジューシー、甘い、うまい、コクが強い、トロけるなどの
過剰な美味しさを求めていて、刺激が強すぎ交感神経が優
位になります。噛めば噛むほど美味しい、丁寧に風味を味
わうなどの美味しさは、食べ飽きないですし、リラックス
ができて、副交感神経が優位になります。丁寧に咀嚼すれ
ば、口の中で食材の風味が変わることも体験しますので、
何ごとも味わう知性の基本が育まれます。

食感が変わった、味覚が心と体の一生を左右
　この頃は、本来の食事の在り方からかけ離れて、どんど
ん甘くなっており、味がとても濃いようです。その上、柔
らかいを美味しいと勘違いしてしまいます。これだと、本
来の味覚は磨かれませんし、素材の良さや個性を味わうよ

216

りも、口に入れた瞬間の調味料の甘味や旨味が、強い味を美味しく感じるようになって、知らず知らずのうちに、添加物たっぷりの美味しさを、ごく普通に求めるようにもなってしまいます。それが、不健康でジャンクな偏った食事を好むことにつながり、生活習慣病の原因にもなります。砂糖や人工甘味料、アミノ酸などのうま味調味料は、慢性炎症を引き起こし、劣勢の遺伝子を活性化させることが分かっています。麻薬並みの中毒性もあるので、できるだけ避けたいものです。これらの強すぎる甘味や旨味を美味しくないと感じる味覚を育てることが、一生の心身の健康を左右いたします。栄養面はもちろんのこと感性を磨き、心身を強く育てるってことであれば、米、野菜、調味料の質を上げて、ご飯と野菜、魚を使った和食中心の食事で、お砂糖は一切使わないと決めて、家で食事を作り、食べるのが一番中の一番です。

強い子には筋肉を

　強く育てたいと思うと、筋肉をつけるために、肉やプロテインだとイメージで洗脳されますが、こだわらない方がいいですね。お米はアミノ酸スコアが60と高いので、これに味噌、納豆や豆腐が加わると、アミノ酸スコアが100になり強い筋肉が作られます。このようにして作られた筋肉

は、怪我をしにくい持続力があります。疲れにくい質の高い筋肉は米からが基本です。

　市販のパンは添加物だらけで論外ですが、小麦粉はアミノ酸スコアが30と低い上に、粉にして焼くので、オーガニックの小麦を無添加で焼いても、作る工程からの酸化は避けられません。その半面、お米は粒のまま水に浸して炊くので、ほぼ酸化はないので、ご飯以上の主食はありませんね。

ご飯は世界一の主食です

　ご飯を主食にパンは副食や楽しむものとして食べましょう。

　肉やプロテインは消化吸収に多くのエネルギーを使い、効率的ではありません。十分に消化吸収能力が育ってない子供さんにとっては、腐敗し腸内環境を悪化させる可能性も高いのです。そういう点でも肉の食べ過ぎは避けましょう。

　その上で、慢性的な炎症状態を起こし、免疫を下げる危険性があるのは、

①カゼイン（乳製品全般・牛乳やヨーグルトなど）

②グルテン（小麦粉製品、特にパン・菓子など焼いたもの）

③ダルタミン酸（旨味調味料、アミノ酸，タンパク加水分解物）

④悪い油（特に石油系溶剤抽出のキャノーラ油、なたね油）

⑤精製された砂糖、特にカロリーオフなどの人工甘味料は最悪

⑥添加物全般（特に亜硝酸ナトリュウム、ソルビン酸）

　以上の全てを避けることは難しいですが、できる範囲で気をつけてください。

　また、子どもさんへの食習慣を丁寧にする第一歩として「いただきます」を大切にしてください。背筋を伸ばして手を合わせると、日本人なら副交感神経が優位になり、肛門が締まり内臓に氣が充満します。

　そして、絶対に避けてほしいのがこの二つです

　一つ目は、スマホやタブレット、テレビを見ながらの食事は副交感神経が優位になってストレスになり、咀嚼を十分にできなくなって、著しく消化吸収を悪くするのです。

　二つ目は、電子レンジで温めると、食材のせいで免疫力や栄養が損なわれ毒になります。この二つだけは必ず守り、○○しながらの食事は決して、習慣にはしないでください。子どもたちのためにも是非ともお守りください。

ぜひ、試してほしいメニューは味噌を入れない味噌汁

　昨晩の賄いは、味噌を入れないで味噌汁を作りました。これが、とても美味しく理にかなっています。過日に開催したお茶会で、母親の病気を克服したYさんから教えていただいたメニューです。まず、出汁をとって、そこにゴロゴロサイズの、お野菜や豆腐それに揚げものなどを入れます。程良い感じに煮えたら、野菜の素材の味を楽しみながら、塩と醤油、何種類かの味噌、ポン酢などの調味料で、いろいろな味が変化します。野菜が減ってから、その日の好みで、味噌をブレンドして溶かしあなただけの、今日の味噌汁にしてください。

　この1品で、数種類のおかず、味噌汁を作ったのと同じことになります。素材の味を味わう、大切な習慣にもつながる逸品だと思いますので、是非試してみてください。そして美味しい野菜を使うことも忘れないでください。

離乳食や外出時の子どもさんの食事について

　市販の離乳食などは、子どもさんが健康に育つことよりも、売れることが優先されて、モリモリとたくさん食べてもらうことが重要になるので、味や甘味が強すぎます。市販の離乳食よりは、「ゆうきの八百屋」で販売している、塩味お粥のレトルトや玄米ポンセンを、お湯で浸した重湯

220

の方が健康的です。外出時の離乳食がわりにポンセンをお湯に浸せばお粥になり、すごく便利で重宝します。また、野菜のなかでも甘さの強い、さつま芋やカボチャの甘味はできるだけ教えない、まずは小松菜や大根、かぶら、ごぼう、ネギや玉ねぎなどの、甘くない野菜をしっかり教えて食べるようにしてください。とくにアトピー性皮膚炎などのアレルギー症状には、さつま芋やカボチャは、痒みや炎症を悪化させるので十分に気をつけてください。

　1歳までは、健全な免疫獲得のためにも、脳の発達にも母乳が最高です。

　母乳の味や質は、食事の影響が大きいので気を付けてください。歯の生育に合わせて、6か月以上から始まる離乳食では、動物性のものは避けて、野菜や穀物を中心としたものが、健康にも脳の発達にも大変いいですね。

　このような離乳食の注目点は、偏差値で10ポイント程度良くなるエビデンスや研究データもありますので、子どもさんの将来のためにも、決して無視しないでください。離乳食の子の時だけは、特別で柔らかい食事になりますが、それ以降は徐々に固さがあるもので、よく噛んで食べる習慣をつけることが、脳を鍛えることになります。ですから、周りの大人が、よく噛んで味わって食べないと子どもさんも噛みません。

※食の情報は氾濫しています、下図のピラミッドは指針の目安です。

　その良し悪しを決めるのは皆さま方です、それを見極めるために「目キキ」を鍛えましょう。

■ 幸之栄の健康ピラミッド

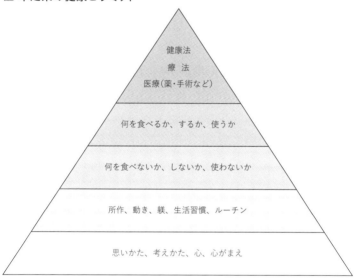

健康法
療　法
医療(薬・手術など)

何を食べるか、するか、使うか

何を食べないか、しないか、使わないか

所作、動き、躾、生活習慣、ルーチン

思いかた、考えかた、心、心がまえ

●濱田ゆかり様からの寄稿文です
〈ひと・環境計画〉代表　一級建築士
　平成12年ドイツへの研修旅行に私たち夫婦で参加しましたが、その時の企画会社、「ひと・環境計画」社の担当社

員であった濱田ゆかりさん。今では代表社員であり、ご自身が化学物質過敏症という立場から、シックハウス症候群や化学物質過敏症の方の建築とそのアドバイスや相談などで忙しくされています。シックハウスや化学物質過敏症対策のトップランナーです。

化学物質過敏症について

　「化学物質過敏症」。聞いたことがない方もいらっしゃるでしょう。簡単に言うと化学物質のアレルギー。身の周りの化学物質に反応してあらゆる症状を発症する病気です。この言葉が出てきたのは、1990年代初め。その頃は、体調不良の原因が化学物質だなんて思う人はいませんでした。1990年後半、「家」が原因で体調不良を起こす症状が「シックハウス症候群」と名付けられました。「シックハウス症候群」と聞くと、ご存知の方が多いかと思います。このシックハウス症候群も化学物質過敏症の一つで、新築やリフォーム、転居などで新建材を使用した家に住み始めたら体調不良になったというもので、それが進むと化学物質過敏症に発展します。症状は人それぞれ異なりますが、頭痛、肩こり、倦怠感、呼吸器系疾患、不眠、動悸、胃痛、下痢・便秘、舌のしびれ、記憶障害、うつ症状、筋肉痛など挙げたらきりがありません。倦怠感や肩こり、頭痛、臭

いに敏感になるなどは、発症者が共通に訴える症状です。発症すると、身の回りの化学物質に反応し症状が出るので、それまでのような生活ができなくなります。

　2003年にこのシックハウス症候群を見据えて、建築基準法の中にシックハウス法が設けられました。内容は新建材から発散される時間当たりのホルムアルデヒド量の規制。また、防蟻剤として使われていたクロルピリホスの使用禁止。１時間に室内の空気が半分入れ替わる換気量（0.5回）を満たす換気設備の設置の義務化などで、この法律によってシックハウス症候群は、減るかと思われましたが、ホルムアルデヒドやクロルピリホスの代替として、他の化学物質が使用され、全くなくなったわけではなく、発症者の激減は果たされず、未だに発症する方が後を絶ちません。

　発症する原因として、「家」の問題を前述しましたが、その他、

① 近隣の工場などから発生する化学物質や車や灯油 FF 暖房器の排ガスなど周辺環境によるもの。

② 職場で化学物質を使用する環境にある。

③ 仕事や趣味で化学物質を発するモノを扱っている。

④ 歯科治療によるもの。

　などがあります。これらの化学物質は、長期にわたって少しずつ体内に入り続け化学物質過敏症の発症にいたりま

す。

　発症を防ぐには、身の回りの「化学物質を発するモノ」を減らすことです。「身の回りの化学物質」といわれてもピンとこないと思います。建築では、合板フローリングやビニールクロス、造作家具、塗料、防蟻剤などの建材。また生活の中では、シャンプー、洗濯洗剤、柔軟剤、芳香剤などの良い香りがするもの。衣類の防虫剤や蚊取り線香、虫よけ剤の類、畳の防虫剤。これらは農薬に類するものからできています。ソファや低反発の枕、マットに使用されているウレタン。合板の使用された家具類。新聞や雑誌、書籍に使用されているインクなどからも化学物質が発せられています。最近、特に問題になっているのは柔軟剤などの人工香料です。自分の臭いで他人に迷惑をかけたくないという優しい気持ちで使用されているのですが、実は、臭いに敏感な人にとっては大迷惑なもの。この人工香料は、健康な人にとっても、化学物質の摂取につながるので過度の使用は避けた方が良いでしょう。枚挙にいとまがないほど、身の回りには化学物質を発するものがあふれているのです。健康な方は「私は大丈夫だから」と対岸の火事のように言います。しかし、発症する可能性は、誰もが持っています。花粉症で例えると、花粉症を発症された多くの方が「ある日突然発症した」とおっしゃいます。これと同じ

で化学物質過敏症も「ある日突然」なのです。

　最近、モノの臭いが気になる。柔軟剤やタバコ、排ガスなどが「クサイな」と感じる方は、要注意です。だからといってあれもこれもダメという生活は窮屈なもの。使用する前に裏にある内容成分表を確認し、あまりにも多くの化学物質が含まれているものや、臭いの強いものは避け、できるだけ無添加や自然素材のものを使用する。換気扇だけではなく、窓を開けて換気をする回数を増やす。身の回りに多くの化学物質が存在しているという「意識」を持つ。このような対策で身を守る努力をすることが大切です。

　いつも自分が使っているものが何からできていて、どのようなものが含まれているか意識する。これは身の回りのものだけでなく、食品を選ぶ時にも大切な「意識」です。1度発症したら完治が難しい「化学物質過敏症」。普段から体内への化学物質の取り入れを減らす努力を心掛ければ、個人差はありますが、発症を回避できるかもしれません。最後に周りにいるニオイに敏感な人、化学物質過敏症の方が、皆様が何気なく使用しているもので体調を崩すかもしれないことをご理解いただければ幸いです。

●吉田亜矢子様・会社員（主婦）
　吉田様と初めてお会いしたのは、京都市内に在る食堂の

226

オーナー様が主催された、私のお話し会でした。その数日後、吉田様から息子さんのアトピーで意見を求められて、やり取りしている中で、転地療養を思い立ち移住されました。汗と涙、含蓄のあるアトピー奮闘記です。お話し会の主催者でもあります。

息子のアトピーは愛とギフトだった

息子が1歳の頃頬が赤くなり始め皮膚が徐々にじくじくとしてきて、アトピーと診断されました。

私は産後まもなく夫との関係性が悪化し、乳幼児期の息子のことをかわいいと思える心の余裕もないほど苦しく、まだ薄い皮膚から血が出て、顔中かさぶたに覆われた息子を受け入れられず、夫婦仲の良い誰かと自分を比べ、きれいな皮膚の他の子たちと息子を比べてはつらくなり、写真も撮れなくて、かわいかったはずの息子の成長の記憶も写真もほとんどありません。

当時のことを振り返ろうとすると、苦しい出来事が思い出されてしまい、今まで見てこないようにもしてきました。

今思うと目に見えることばかりを気にして、目に見えない本当に大切なものを見ていなかったのだと思います。

憶えているのは、息子の顔に現れた症状が体のどこよりも一番ひどかったこと。その顔を小さな息子が「かゆない、

いたない」といったこと。お風呂上がりにいつも足やお腹をかきむしっている小さな手とその時間がとても長く感じたこと。ぼろぼろとシーツの上にはがれ落ちていた皮膚、べたべた噴き出す浸出液、シーツも服もチャイルドシートも血だらけだったこと。

　毎日背中をさすり朝まで眠れないのが当たり前だったこと。

　頼れる人もなく不安と孤独と罪悪感と恐怖でおかしくなりそうだったこと。

　顔がかさぶただらけの息子を直視することができなかったこと。

　病院を探して足を運ぶ気力も元気も希望もなかったこと。

　泣きながら母乳をあげていたこと。

　その出来事全てに対しても自分自身のことも受け入れられなかったし、笑えなかったし、いつも睡眠不足、栄養不足で、余裕がなくてイライラしていたし、すぐに涙が出る、良いことなんて何も見いだせなくて、つらい時間が過ぎ去るのをただ待っているような毎日でした。そんな状態なので、助けを必要としていたけれど、助けてほしいと言えるような人との信頼関係を築くこともできませんでした。そんな私の支えとなっていたのは2歳の息子の言った、

　「かっ君のアトピーはね地球が汚れているからだよ。薬

では治らないんだよママ」という言葉でした。私は息子のその言葉を聞いて「子どもが親を思う気持ち、親が子どもを思う気持ちが地球をきれいにするのだな」と感じてステロイドを使わない、食事で治すと決めて、ステロイドをやめたら治ったという情報や、あらゆる自然療法や食事療法や湯治、体質改善、これが効くこれで治ったという情報を調べ、試せるものはいろいろ試しました。でも治るどころか息子の状態はどんどん悪化しました。

　顔の皮膚がボロボロになり痛々しく、人目も気になり外にも出られなくなり、背中がかゆいと訴えるので手が離せず、幼い息子の血を見ることに耐えられなくて1日のほとんどをお風呂で過ごす日々が1か月以上続くこともありました。

　息子の症状は、一見良くなったり、またひどくなったりを繰り返して、それでも食べ物や考え方を変えていく中で、出会う人や生き方が変わり、息子が4歳になる頃、離婚を決心して八ヶ岳に移住しました。けれども、引っ越しの疲れや新しい住環境での心身への影響からか、いったん良くなったかのように思っていた息子の症状は、移住を機にまたみるみる悪化し、今までやってきた食事の改善、住環境の見直し、離婚や移住の苦労が水の泡になり、また振り出しに戻っていくかのように息子の顔に現れ出る症状に、心

が折れて、これ以上何を変えればいいのか、途方に暮れそうになりました。

　そんな私に、朝テレビを見ていた息子が「かっ君のアトピーはね汚い海にも、きれいな海にもつながっているんだよ。山にも川にも町にも人にも新幹線にも車にも、地球にも宇宙にも全部全部つながっているのだよ」と言った時、その言葉に、息子のかさぶたに覆われた顔が私にも宇宙にもつながっているということは、病んでいるのは息子ではなく、私自身なのだ、息子の顔に現れている姿、これが今の私で、今の宇宙の姿だったら、堂々としていよう。もう一人で責任を感じて自分を責めることも、息子を治せない罪悪感も、無力感も一人で背負わなくていいのだと、「ありがとう。ごめんね」と泣きながら新しい保育園に向かいました。

　それからは、顔がきれいになってもならなくても、かゆくてもかゆくなくても、手がかかっても時間がかかっても、人に何を言われても、誰からも何も言われなくても、どんな状況でも大丈夫だ、私たちはみんなつながっているのだと。

　心から思えて、それを教えてくれ、導いてくれた息子のことが何て愛しいのだろう、何てありがたいのだろう、と心の底から思えるようになりました。

そこを境に、「周りからどう見られるか」と人目を気にすることがなくなり、息子の症状はどんどん良くなりました。

　現在7歳になった息子の顔は、嘘のようにきれいになって、「アトピーをどうやって治したのか」とよく聞かれるようになりました。

　これで良くなりました、という答えはないのですが、もし今、息子の体や心に何かの症状が現れたとしたら、今の私ならまず息子を「見る」こと、そして自分自身の在り方を見直すことから始めると思います。

　薬を使うのかどうか、どんな食事が必要なのか、知識情報や誰かの言葉を鵜呑みにするのではなく、子どもを見て、自分のやってきたこと、子どもに言っている言葉や行動、子どもに笑顔を向けられているのか、本来知っているはずの本当に大切にしたいことは何かを思い出し、行動にずれがないかを見直します。しっかりと見れば、自ずとこれからどうすればいいかは見えてくる。やめるべきこと、変えるべきことが見えてくる。それが親の子を思う愛情、子が親を思う愛情が生み出す自然治癒力なんじゃないのかなと思います。愛を持って、子どもをよく見ること。親という字は木の上に立って見ると書くのは、それが本来の自然な姿だからだと思います。

息子のぼろぼろになった顔は「人からどう見られるかではなく、自分が本当はどうしたいのかを見てほしい」という息子からの愛だったと思います。目の前の子どもを見ていない時は、自分が何かの気掛かりにとらわれて自然の姿から離れてしまっている時。人と比べていたり、依存していたり、損得勘定で生きていたり、他人の価値観で生きていたり、恐れや不安に飲み込まれて感謝が足りなかったり。そうやって自分の人生を自分で生きない、自分ではない誰かになろうと不自然な生き方をするのは人間だけだと思います。「根は心」目の前の症状を消そうとする前に、生き方考え方、そこから出てきた衣食住、人間関係を見直すことからしか始められないのだと思います。

　何か不自然を生きていれば、それが体や心に現れてくるし、それが子どもに現われた時は子どもからの深い深い愛なのだとその愛をまっすぐに受け止めて、人間も自然の一部だと気がついて、心の在り方が自然にかえって行くことで、生き方考え方暮らし方が変化していく、これが結果として病気を治していく。

　病になることも含めて、命の営みすべてが、無駄なことなど一つもなく、全ての命が幸せになること、より良くなっていくことにつながっている。それが息子の言った、アトピーが全てにつながっているということなのだと思い

ます。

　食事で直すとか、住環境を整えるとか、やり方方法を追い求めるのではなくて問題のもととなった、自然の在り方からずれた生き方考え方そのものを直していくこと、そして、母親がどんな状況でも「大丈夫」と笑顔で過ごせる自分を取り戻していくことが、大事なことだと思います。それは食べちゃいけない、と目くじらをたてず、自分をごまかし周りに流されるのでもなく、誰が何と言おうと自分を信じる心を強く持つことこそが、自然療法なのだと私は思います。

　誰かのせい、何かのせいであることは一つもないし、笑顔になるような状況があるから笑うのではなく、自分が笑顔でいると決める、大丈夫と信じる。自分の在り方を決めることは誰にでもできる。私たちは食べたものだけではなく、吸う空気、目にするもの、心の根っこ。自分を取り囲む環境すべてが自分を作っています、すべて起こることは原因があって結果があるのではないでしょうか。

　幸せは状況や条件ではなく、自分の在り方であることを痛感いたしました。

　地球が汚れていると息子が言ったのは、私の心のことでもあったのだと思います。私たちが自然の一部である自分を取り戻し、幸せになっていくことそれが地球をきれいに

していくことにもつながっていくのだと思います。私が経験してきたことはとてもつらいものではあったけれども、自分の絡まった人生をひもとき、生き方を見つめ直すための人生のギフトだったと感じています。

●村木浩一郎様・会社員

　村木様は、私のお話し会主催者のご主人で、IT関係企業にお勤めの方です。奥様に寄稿文を依頼しましたら、ご主人が書かれた文章が届きました。

　薬物被害が如何に酷いものか、驚くばかりです。

薬害と発達障害

　今、精神医療や発達障害の治療で薬の問題が取り沙汰されています。私自身あまり関心を持つことがなかったのですが、最近身近に起こった二つの事案で関心を持たざるを得ないことになりました。その一つは、会社の同僚（47歳）が地方転勤になり、慣れない仕事でノイローゼ気味となり、上司から精神科の診療を勧められて受診し投薬が始まりました。彼は学校の後輩でもあり励ましに行った時は、「ノイローゼは僕にもあった。そんなに気にすることないよ」と励ましたものです。そうは言ったものの私も気になり、２週間後に会った時には、「何か変だな」と感じ、１

234

週間ごとに様子がおかしくなっていくのです。顔も膨れ上がっていて、穏やかには話ができない程でした。これは、「人間が壊れていく」尋常ではない後輩の容姿容態は、早く手を打たないと取り返しがつかない。私は社に戻り上司に訴えました。会社の方でも、この状態では仕事ができないと、彼の奥様と相談の上、病院を代えて投薬も減らし、当分の間休職となりましたが、早めの断薬が功を奏し、今では復職し元気に働いています。

　もう一つの事案は先の同僚が休職して8か月後のことでした。

　友人の息子（17歳）、部活でバスケットボールをやっていました。

　怪我も故障もしてないが、「腰と肩が時々だが何となく痛みを感じる」ということで、顧問の先生から紹介を受け病院の整形外科を受診しました。レントゲンなどでいろいろ見ても何も原因らしきものはない、もしかしたら気のせいからきているかも分かりません。ということで、精神科に回され薬を投与されました。息子さんは誰でも認める優しくて明るい青年でした。でも薬を飲み始めて、薬の回数を重ねるごとに「言葉・態度・顔付き」が豹変していくのです。その様変わりには家族はもちろん、友達やとなり近所の人も驚いたそうです。

私は、会社の同僚のこともあったので、すぐ薬が原因だと分かり投与を止めさせました。友人によれば、息子さんと同じようなことで、通院しているお子さんが数人いたそうです。

　以上２件の事案で、私なりに薬を調べ薬害のことを調べていく内に、その異常さ重大さに驚きを隠せませんでした。患者さんの人生までを狂わしてしまうような治療とは大きくかけ離れた、信じがたい行為が、大多数の精神病院と精神科医でなされている実態を垣間見ることができました。

　また、発達障害の子どもに対しても、たくさんの薬を投与しています。投与された子どもたちに会ったときは、その悲惨さに涙が出ました。どうしてこんなにも酷い状況になるまでクスリを与え続けたのか、医師としての尊厳はないのかと憤りと虚しさをおぼえました。

　学校の教育現場においても虐待ではないのか、といわれるようなことも行われていました。ある障がい児童のクラスを受け持つ先生によると、暴れて手に負えない子どもには、注射を打つそうです。そしたら、打たれた子どもは直ちにおとなしくなり、その子は暴れるたびに注射を打たれるのです。このような異常な事態に直面している多くの先生が体調を壊し、休職或いは退職されている先生は少なくないそうです。いずれにしても、子どもへの薬の投与に関

しては（大人も同じですが）、親の責任として十分にご注意ください。

●西村靖子様・医師（西村病院院長）

　西村様は天真爛漫、穏やかな女医さんです。心療内科医として数々の実績を上げられて、時には厳しく、時にはゆるゆるで皆さんに親しまれています。

　西村様は何と、出会って16年目に家の注文をいただき18年目に完成しました。西村様の性教育論、顔を背けないでじっくりとお読みください

私が思う性教育「社会の窓からこんにちは」

　令和を生きている皆様、「社会の窓が開いているよ」と言われて分かる人は、きっと昭和生まれの人ですね。平成生まれの人には通じないかも知れませんがひと昔前、男性のズボンのチャックが開いていることを、「社会の窓が開いているよ」と、そっと伝えていた時代がありました。性のことは、本当にしっかりと教育されるべきことなのですが、現実はまだまだ不足している状態で、やらなければならない課題がてんこ盛りです。

　そんな性教育の現状を踏まえ皆様にぜひ知ってもらいたいこと、私が「性」についてとても大切にしていることを

語ってくださいとお声掛けいただき書いてみることになりました。タイトルに「社会の窓」と書いたのは、ズボンのチャックをどう開け閉めするのか、ということと、「性」をどう取り扱うのかに共通点があると感じ、その二つを明るい未来にしたいという願いを込めて、使わせていただきました。それではしばしお時間を頂戴して、社会の窓を一緒に覗いてみましょう。

　子どものなぜは突然やってくる。「私はどうやって生まれてきたの？」にほとんどの大人たちが答えられない。子育てをしていると、「私はどうやって生まれてきたの？」「何でお父さんにおちんちんがあって、お母さんにはないの？」と100パーセント聞かれます。しかも、その質問は突然やってきます。パパママ１年生でも、ベテランの人であっても、突然に聞かれるとたじろぎ、何と言っていいか分からないどころか、顔をまっ赤にして、「そんなことは聞くものではありません」と怒ったり、「コウノトリがあなたを運んできたのよ」と言ったり、「橋の下から拾ってきた」などと、なぜ生まれるのかという問いには全く答えず、冗談でも血はつながってないかのような返答をする人も一定数います。このような答え方一つをとってみても、私たちのほとんどが、正しい「性教育」を受けてこなかったことが伺えますね。ですから、どう答えていいか分から

なくて当然といいわけにもできますが、大人になってから、パパママになってからでも、おばあちゃんになってからでも、少しだけでも、「性教育」を受けると、怖いけれども、誰にでも語れるようになります。そして、この「性」について語れることがどれだけ大事なことか、お話ししましょう。

　「性」のことを科学的に話してくれた父。私が小さかった頃、私も例にもれず、両親に、「どうやって私は生まれてきたの？」と聞きました。すると、父は私を膝の上にのせて「お父さんにはペニスがあるね、お母さんには外からは見えないけど、ヴァギナがあり、お父さんのペニスがお母さんのヴァギナに入って、とても気持ち良くなると、お父さんのペニスから精子がお母さんの体の中に入り、卵子と出会ってドッキング（受精）すると、お前の初めの細胞である受精卵ができて、そこから十月十日、お母さんの子宮の中で育って、膣を通って生まれてくるのだよ」と只々医学的に科学的に、セックスの話から、受精のことや、子宮で赤ちゃんが育まれること、出産のこと、私が生まれてきた時のこと、生まれたことが嬉しかったこと、そんな話を父はしてくれました。まるで絵本のお話を聞いているかのような気持ちで、飽きてくると「ふーん」とか言って、父の膝から下りる。そして、いつの間にかその話を聞かな

くなってしまいました。

　そんな日々の言葉は、おそらく三つ子の魂百まで、と言う通り、「性」についての基礎的なことと、それが人生の中でとっても大事な大もとであること、それを育むことがとても素敵なことであること。それが、心と体に刻み込まれました。

　それゆえに「性」について、私にとっては常にそばにあるテーマでもあり、私が生まれる原点だと感じているのは、この幼少期の出来事があったからだと思います。「性」の話を父親から聞いたことは普通のことではなく、稀有なことであると、随分後に気づきました。私が生まれ育った家庭では、家族全員でセックスシーンの映画を観ていました。その中でも、『青い珊瑚礁』や『エマニエル婦人』は代表的なセックス描写の映画でした。子ども心にも少し恥ずかしい、ハートがくすぐったい気持ちながらも、少しだけ陰部がむず痒いような感覚を持ちながら、家族で観ていたのでした。そんな時父と母は、「きれいだねー」とか「この話は難しいぞー」とか言いながら、決して子どもたちに「観てはいけません」とか「部屋に行きなさい」など言わず、テレビを消すこともなく、一緒に観ることが自然なことでした。このことには、皆さんとても驚かれます。我が実家での「性」についての当たり前が、多くの一般家庭

では、普通ではないことを知らされました。友達の家庭では、「性」は隠すもの、恥ずかしいので話題にするな、という否定的な扱いになっており、我が実家と他の家庭とは違いがあることに気づきました。でも、私にとって、セックスについては何のオブラートもなく、固定されて育った、オープンな家庭環境があったのでした。

中学時代の心と体の変化

第2次性微期がきた中学時代、映画『青い珊瑚礁』の中で、無人島に流れた少年少女が段々と大人になっていく中で描かれているように、自分の体の変化はやはり戸惑いがありました。保健体育の教科書で書かれていることを、知識で分かった気になっても、現実は違うものです。男の子の不用意な言葉で傷付いたり、自分の体の変化が嫌になったり、当時は父親の存在がとても嫌になったりして、どう向き合っていいのか分からなくなりました。これは、ホルモンのせいかも知れません。初潮を迎える頃には乳首が痛くなったり、生理痛に悩まされたり、月経がはじまることで、大人扱いを急にされて、ますます戸惑うことが重なりました。自分の心の成長を待たずに、同時にさまざまな変化がくるのですから、急に自分自身に嫌悪感が生まれてしまうことになりました。一方では、異性に対して「好き」

という感情も生まれ、心と体が分離して、「性」にオープンな家庭に育ったとはいえ、戸惑い以上の感覚になったことも事実です。もしも、その頃の自分に会うことができたなら、当時の自分を抱きしめて、大丈夫だよと伝え、心と体の変化について、傾聴したり解説することでしょう。

　そんな体験から、今の子どもたちに寄り添えることもできるのですが、今の時代は小学校の２年生でも初潮を迎える子もいますので、心の変化についていけないことが、私の時代よりも多く起きています。このようなことでさらなる配慮の上、対応することが必須だと思います。

痴漢に何度も遭った過去

　私は小さい頃から、なぜか痴漢されることが多く、中学時代、高校時代が一番のピークでした。幼稚園生の時、バスの中で悪戯されそうになった時は、おばあちゃんがそばにいて助かりました。また、塾に通う道すがら、襲われそうになったこともありました。そんな時、もちろん怖い思いをしたのですが、大声を出して大事にはいたらず、それを自然な形で親に話したことを覚えています。本来なら警察に被害届を出すとか、何らかの対処を取りますが、「嫌なことがあったね怖かったね」とか「大丈夫か」とか、私の話を聞いてくれるスタンスがあり、そのことからアク

ションを起こすことはありませんでした。

　アクションは必要に応じて起こすべきこともあるでしょう。でもそれ以前に、「嫌で怖い」という気持ちに寄り添ってもらえたことで、大騒ぎする以上に、「性」のことを相談できる環境があることが、とても安心を持てることであったと思っています。今、私が性教育をする立場になって思うのは、「性被害」を自分一人で抱え込まずに、誰かに話せる環境にあったことが、何よりの財産である。このことがとても大事だと思います。

　もしも今、私の「性被害者」から相談を受けることがあったとしたら、どのように対応するだろうか。それはその場にならないと分かりませんが、報道などで問題が起きた時は、そのシチュエーションにより、「私ならどうするか？」と常に考えるようにし、場合によっては「性教育の仲間」や「ママ友」などという言葉を交わすことにしています。なぜなら「性被害」は常に生活の隣に潜んでいるという現実があるからです。

歪んでしまう「性」の認識の実情

　これはどの教育でもですが、教えるのに100％伝えることはできないということを前提に聞いてください。伝言ゲームで10人の人が並んで、最初の人があるストーリーを

次の人に話します。それを、次々に伝言していった時、最後のひとが最初の人と全く違ったストーリーになることがありますね。

　それと同じように、教育の中で教えたことが、そのまま伝わらないことが多くみられます（今の教育を否定してるのではありません）。

　「性教育」もしかりです。一昔前までは、男女のセックスで子どもができることを、植物のおしべめしべの受粉になぞらえて教えていた時代もありました。小学生にはセックスのことを教えてはいけないというルールがありました。ですから、小学生が妊娠した時、「セックスで子どもが生まれるのを知らなかったし、その行為自体がセックスであることすら知らなかった」という事例も実際にあるのです。明らかにきちんと伝えるべきことが不十分であった。それが問題になっていること、それが現実であることを私たちが改めて考えるべきだと思っています。

　一方で、学校では教えてくれなくても、各種SNSやインターネットにより、子どもたちは私たちが思うよりもとても早く、「性」のことや「性産業」のことを知る機会が多いのです。ですから、学校で「性教育をすると、保護者や先生方」から、寝た子を起こさないでほしい、つまり「性」のことを知らない子たちに早くから教えないでくださいと

言われますが、その時にはもう遅いということが実情なのです。

性的同意年齢と性同意のこと

日本では長らく、性的行為について意思決定ができるとみなす「性的同意年齢」が法律上13歳のままでした。それがようやく引き上げられたのが2023年に16歳になりました。しかし、中学生に強制わいせつを行った大人が無罪になるということが相次ぎました。ですので、性犯罪に巻き込まれても、「性同意」という視点で法廷の中で争われた時、「いや」と拒否しなかったことが「同意」と認められてしまい、その結果加害者は無罪判決となるのです。

「性教育」の中で、「イエス」と「ノー」をはっきりと言う。

日本ではあまり言わない「ノー」を言っていいのよ、しっかり伝えています。

最後に自分を守れるのは自分ですから、何よりも「ノー」と言えることは、とても大事なことでしょう。この観点から教えるタイミングは、なるべく早い方がいいですね。

諸外国では、「性教育」を6歳から始めるのが多く、それは突然に聞かれる「私はどうやって生まれたの？」と聞かれる「なぜ」と思う年齢から「性教育」が始まるのです。そして、子どもにも分かるように、「性」に限らず「同意」

という観点のことを大切に教えています。つまり、私の夢を相手が「同意」するかしないのか、相手からの要求を私は「同意」するのかしないのか、性的同意を伝えることが難しいことから、イギリスでは紅茶を勧める話になぞらえて、アニメーションが作られました。その動画に和訳がついて、SNSで拡散されています。動画をご覧になりたい方は調べてみてください。

　この「同意」について、いつでも「ノー」と言えるタイミングに、「ノー」と言えないケースが本当に多くあって、本当にたくさんの人に知ってほしいと思います。さまざまな事件があるたびに、現場は待ったなしという状況が、露見します。

「凍り付き」と「ノー」が言いづらいという視点

　では、習ったからといって、事件現場で被害を受けている側が「ノー」と言えるのか。実はそれが難しいことであることを示している研究があります。ポリヴェーガル理論という神経生理学の視点から、私たちが被害にあっている時の起こる体の反応解説があります。

　「ノー」と言わなかったのではなく、凍り付いて「ノー」と言えなかったことを、説明してくれています。虐待や性暴力を受けている時、加害者から「抵抗できない状況が起

きている」ことを立証するものであり、それが生理的に備わっている無意識領域のことを、私たちは知っておかなければなりません。

　このことを踏まえて、被害に遭っている人に対して「どうして逃げられなかったのか」という言葉は、セカンドレイプになってしまい、性教育の難しい点でもあると知っておく必要があります。昨今開示されている「性被害」の報道。「ノー」といえない状況が現場ではあるということ、改めて認識すると同時に、どうやってそれを避けるのか、だからといって、親は子どもを守り切れないし、守るために一生家から出さないことをすれば、それも虐待になることはいうまでもないでしょう。

だから「性教育」をすることの大切さ

　私の息子が5歳の時、家族でスーパー銭湯に行った時のこと。大人の男性はおらず、男の子たちだけで男性湯に入って行きました。息子がおちんちんを触って遊んでいて、近づいてきた男性が「ぼく何をしてるんだい」と声をかけてきて、手が伸びてきたそうです。すると、息子は「おじちゃん、これはぼくのおちんちんだ、触ったらだめ」とはっきり言ったそうです。その様子を見ていた他の子が近づいてきたため、男性は立ち去っていったということがあ

りました。

　うちには、5歳の子どもでも分かる「性」について書かれた絵本をそっと置いていて、わざわざ読むのではなく、時にそっとお話するようにしていました。そこにはプライベートゾーンのことが書かれており、自分の大事なパーツであること、知らない人には触らせない、触ろうとする人には「ダメ」と言っていい、そこからその事象については、近くの大人にお話することが書かれています。ですから、その一連の出来事を、湯上がりのアイスクリームを食べながら話してくれました。話を聞きながら、大事にいたらなくて良かったと思いつつ、「ノー」と言えたことをとても褒めました。もう一つ大事なことがあります。私が「性教育」をするのは、もちろんこのような一歩間違えれば「性被害にあうことを阻止」するためでもありますが、決して「性」についてネガティブなことを教えたいのではなく、愛し合うことをポジティブに伝え、愛し愛される関係性を他者と構築することの素晴らしさをお伝えしたい、このことが何よりも大事であると考えているからです。私が参考にした絵本はたくさんありますが、その中でお勧めしたい本として、童心社から出版されている『ぼくのはなし』『わたしのはなし』『ふたりのはなし』の3部作があります。手に取られて、まず大人が読んでください。そして、

子どもたちと一緒に読んでください。「私はどうやって生まれたの」という質問に、伝えるべきことがたくさん書かれていて、温かい気持ちになります。

性教育の目的とゴール

「性教育」と一言で言われても、その切り口は誰に話すのか、どう扱うべきなのかは本当に絞り切れない話であり、始まりも終わりもないのでは、と思わせられる、壮大なテーマでもあります。例えば、セックスの意味にはどんなことがありますか？と大人向けに話をするのですが、これは大きく五つあるのです。

一つ　生殖　　二つ　健康　　三つ　癒し
四つ　エネルギー交換（菌の交換）　　五つ　変容

という五つの項目を妊活の話から生命の神秘、セックスで得られる大事なことなど多岐にわたるものなのです。例えば、今までの日本では、セックスは死ぬまで現役というカップルも多くいました。

そうすると男性機能がしっかりある男性は前立腺のトラブルが非常に少なく、頻尿もほぼありません。女性では艶肌が良く、尿漏れもあまりなくて、性機能がしっかり守られていますし、実は、認知機能低下もあまりみられません。

私が性教育することになったきっかけ

　なぜ私が「性」のことを公言するのか、それは先に書いた私の生い立ちが大きく影響し、仕事の中でその大切さや必要性を感じ尚かつ、子どもを持ったことで、私のライフワークと切り離すことができなかったからです。医師という仕事につき、神経内科という難病に携わる中で、パートナーシップの問題が病気の原因の根っこにあると気づいた時からどう対応したらいいのか、とても考えさせられた経緯もあります。ある時診療の中で、女性にマスターベーションのことをお伝えして、実践してくださった後に、実は関節リュウマチが治ってしまったケースを目の当たりにし、「性」ということにとても注目したことも大きかったです。

　もちろん、子どもが生まれたことで、おぼろげながら、私が父から教わった「自分が生まれた理由」をどう話すか、そんな体験の連続が私を突き動かし、今現在「性教育」が必要な時、多岐にわたる内容から臨機応援にお話をさせてもらっています。

性教育から性共育へ

　私は現在、日本アマナ性共育協会のメンバーとして「性」の話もしていますし、この協会の中で「性」についてとて

も大事な部分をお話しています。現代の問題から想起して、なぜ「性教育」が必要なのか、解剖学的、生理学的、医学的、科学的な視点についてもお話します。一方では「生」の誕生などに関する神秘的なこと、それから口伝でしか伝わっていないお話、セックスの意味についても、お話をしてそれが今の性教育となっています。この「性共育」という言葉をあえて協会の名前につけた池本千有さんは、助産師でもあり、３人のお子さんに対しても「性」のことを大切に教えてきた同志でもあります。「性教育」も大事ですがぜひ「性共育」にも触れていただけたら幸いです。

　社会の窓はいくつもある、いかがでしたでしょうか。

　ここには書ききれない社会の窓がたくさんありますが、どこの窓を通して「性共育」をしていくのか、その大切さを少しでもご理解いただけたでしょうか？

　石永さんが大事にしていた、ぽかぽか家づくりを、私自身25年前に知り、そこから長いお付き合いが始まりました。衣食住の基本もそうですが、三大欲である食欲、睡眠欲、性欲の話。私が中心にしている「性」はとてもデリケートでパワフルなため、時に暴走してしまうこともあります。ですから、このパワフルなエネルギーの源である「性」。大事に扱ってこそぽかぽかウハウスは生まれると思います。問題視するよりも、日々再構築して気持ち良い「性」を謳

歌すること、その「社会の窓」を家の外からも、家の中からも見ていくことが肝要です。人類全員の課題である「性共育」を共に取り組んでいただけましたら素晴らしい「社会の窓」になることでしょう。

● 権藤華蓮様・一般社団法人日本看取り士会、看取り士

　権藤様はお施主様です、家に対する熱い思いと執念は忘れることができません。ご主人の実家の前に建てるのですが、ご主人の両親からは知り合いの大工さんや建築会社を勧められましたが、「どうしてもイシナガ建築工房の造る家を建てたい」と6年かかり両親を説得されました。

　私はこの話に感激し涙したもので、忘れられない家づくりでした。

人生最期の時を過ごす場所、死に向かう時の心構え

　「看取り士」とは、人生最期の時、逝く人も見送る人も、「いい人生だった。良かった」と思っていただけるよう、お傍で寄り添うことを仕事としています。

　日本看取り士会会長柴田久美子は、たくさんの方々を「抱きしめて看取る」という実践を重ねたことで、「プラスの死生観」を持つにいたられました。

　私たち人間は3つのものを両親よりもらって生まれてき

ます。「体・魂・良い心」です。体は死をもってなくなりますが、魂と良い心は命のバトンとして子孫へ受け継がれます。命が終わろうとしている時、人は莫大なエネルギーを放出します。

「命のバトン」＝「魂のエネルギー」なのです。

命のバトンを受け取ると、そのエネルギーが自分の中に重なり、旅立った人が受け取った人の中でずっと生き続けることができます。魂が重なることで共に生きていくのです。看取り士会会長の柴田はこの考えを「プラスの死生観」と表現し、死は怖いものではなく、命のバトンを受け取ることができる尊い瞬間なのだということを伝え続けています。

人生の最期の時を過ごす場所、あなたはどこで誰と過ごしたいですか？

2016年の厚労省の調査では、8割近くの方が「最期は自宅で過ごしたい」と答えていますが、実際に死亡される場所の約7割は病院や施設という結果があります。これからの日本は超高齢化社会にて、「多死社会」がやってきます。「死に場所難民」ができるといわれています。

体の自由がなくなり寝て過ごすとき、家族の笑い声や足音・生活音・部屋の臭いなどを敏感に感じることができる

ようになります。死期が迫ってくると、五感がとても研ぎ澄まされるからです。たとえ一人だとしても、住み慣れた空間に身を委ねるだけで、安心感が生まれます。最期の時を、住み慣れた家で家族に見守られて過ごせたら、最高な人生だったと感じて旅立てるはずです。

　最期の時を住み慣れた家で過ごしたいと思うことは我がままなのでしょうか？尊厳とは、自分の意思で決めることです。老いや病で食事が取れなくなり、日常生活が困難になった時、医療をどのように受け入れるのかという選択は、自分で決めることができるのです。老いや病と真摯に向き合うこと、自分の「生と死」に向き合う時が今きています。どうか目をそらさずに、限りのある命としっかりと向き合い、今をどのように生きるのか、自分の最期はどのように迎えたいのかということを、ご家族と一緒にお話をしてください。意識のある時に話しておかないと、伝わりません。そして、命のバトンを次の世代へしっかりと受け渡しましょう。私たち看取り士は、全ての人が最期、愛されていると感じて旅立てる社会、最期の希望を叶えることができるやさしい社会が広がっていくことを心から願っています。

　以上、看取り士の権藤華蓮さんからの寄稿文でした。権藤様は「日本看取り士会」の福岡支部長で、私の旧イシナガ建築工房で家を建てられたお施主様です。

その道のりは感動的なもので、決して忘れることが出来ません。

また同じくお施主様で「命の問題」を「朗読会」で発信している桑野優子さんがいらっしゃいます。2006年（平成18年）設立の一般社団法人「ワンライフプロジェクト」の代表理事を務められています。この朗読会は「たった一つの命だから」という表題で語られて涙そそる感動的な朗読会です。これは既に全国区で、『NHKニュースナイン』を始め各全国紙の新聞にも取り上げられています。また、2023年（令和5年）の教科書（東京書籍）にも取り上げられました。尚、朗読の詩集が第4集まで出版（地湧社）されています。

奇しくも、二組のお施主様が命に関する素晴らしい活動をなされている他、数名のお施主様もこれらの活動に参加されています。イシナガ建築工房の造る家が取り持つ縁でつながり、お施主様たちの活動を見るに、家づくりをしていて良かったなあとつくづく思います。

※以上私が出会った方々の中からお願いしました、9人の寄稿文いかがでしたか。これから遭遇するさまざまな問題や困りごとなど、解決の参考にしていただけたら幸いです。

あとがき

「お部屋は子宮宇宙です」いかがでしたでしょうか。

天然自然の材料が持つ凄い力を感じ取っていただけたでしょうか。

海、山、川の恵みをいただいた天然自然の材料で造るお家やお部屋は、忙しない社会で生き抜くための大事なスペースになるかもしれないですね。

拙著発売後の５月５日（2024年）、私は満75歳になりますが現在の日本は1945年の第二次世界大戦後78年間、今まで遭遇したことのない混沌とした社会、閉塞感が漂う時代となりました。これは日本に限らず世界中で、地球全体までもが先行きがおぼつかない時代になりました。このような時にこそ原点回帰、自然に立ち返り今までを見つめ直すことが必要だと思われます。子宮のお部屋は必ずやそのお手伝いができるでしょう。自然のお部屋の中で瞑想するのを思い描いてみてください。

私の大好きな歴史作家の司馬遼太郎さんは、子どもたちに贈る本の中で人もまた自然の一部であり「今も昔も、また未来においても変わらないことがある。そこに空気と水、土などという自然があって、人間や他の動植物、さらには微生物にいたるまでが、それに依存しつつ生きているとい

うことである。自然こそ不変の価値なのである。なぜなら
ば、人間は空気を吸うことなく生きることができないし、
水分を取ることがなければ、乾いて死んでしまう。人間は
自然によって生かされてきた。人間は、自分で生きている
のではなく、大きな存在によって生かされている」。さ
らにこうも言っています。「この自然への素直な態度こそ、
21世紀への希望であり、君たちへの期待でもある。そうい
う素直さを君たちが持ちその気分を広めてほしいのであ
る」司馬遼太郎さんは今の日本をどう表現されるのでしょ
うか。ご存命ならばお聞きしたいものです。

　確かに20世紀は科学技術の発展により、自然への態度が
疎かになっていた、いやいや疎かどころか、自然を踏みに
じっていたかも知れません。司馬遼太郎さんが言われるよ
うに、自然なしでは生きられません。昔の家づくりに戻り
なさいとは言いませんが、最低限でも「家づくりの内装材
料は自然材料を使用するものとする」と建築基準法で決め
るべきだと思います。たったこれだけのことで、健全な体
と精神を取り戻すことができて、子どもや家族、国民を守
ることができるのです。さらに言えば、地方の物づくりが
再生でき、国土も守ることになりますし、ことさらに言う
と「気候変動の防止と脱炭素の推進」にもなります。自然
材料で対処できる物があれば、家づくりに限らず全ての物

づくりにおいても、工業製品は極力減らしましょう。まず
は建築材料や身近な生活備品などは自然材料の製品を優先
的に使うことが、SDGsの必須課題であり、損なわれた環
境損なわれた物づくり損なわれた人心を取り戻せるのでは
ないでしょうか。私が提言する「内装材料は自然材料を使
用する」の建築基準法改正案は決して極端でも唐突でもな
く、難しいことでもありません。大企業からは反発がある
と思われますが、不退転の決意と揺るがぬ覚悟で政治家が
行えば簡単なことなのです。これぐらいのことができなけ
れば、お先真っ暗だ、とは言い過ぎでしょうか。2023年11
月30日から12月12日まで開催された、国連気候変動枠組条
約第28回締約国会議（COP28）がアラブ首長国連邦・ド
バイで開催されました。2050年までに、CO_2排出量をゼロ
達成のために、世界の首脳や環境保護を訴える人々が集ま
り討議がおこなわれました。残念ではありますが、日本は
４回連続で化石賞をもらうはめになり、グリーンウォシュ
とも言われました。今回の宣言では、世界の平均気温を
産業革命前から1.5度上昇以内に抑える目標を掲げました。
この目標のために住まいづくりで、できることは、構造体
は当たり前だとしても、内装仕上げも木質材料にするべき
なのです。木質は二酸化炭素も固定してくれ、目標達成の
一翼を担えます。しかし、工業製品の内装材で（ビニール

クロス・プラスチック建材）は、作る時も廃棄する時も二酸化炭素を出し続けます。次の社会を引き継ぐ子どもたちのためにも、美しい日本と豊かな自然を皆様と共に取り戻しましょう。きっと出来るはずです。

　最後になりますが、私が仕事の中で（お施主様・お話し会主催者の方）出会った９名の方に寄稿文として、「その方の考え方、生き方、暮らし方」などを書いていただきました。この寄稿文は本書とは異なるものですが、日々の生活の中で必ずやお手本になると思いますので是非お目通しくださいませ。

　尚、私のお話し会の問い合わせや、その他の問い合わせについては、ＮＰＯ法人矢部川流域プロジェクトまでご連絡ください。

　私の拙い文章を最後まで読んでいただきありがとうございました。

　重ねましてご購読感謝申し上げますと共に、皆さまの幸せを祈念いたします。

2024年（令和６年）１月　石永節生

NPO 法人矢部川流域プロジェクトの商品一覧 (一部)

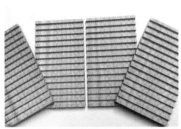

すごすぎさんお試しセット

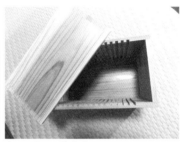

食パンケース兼米びつ

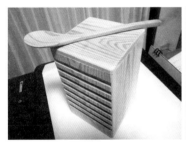

茶筒 (スプーン別)

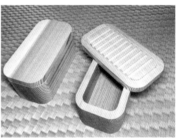

貴重品箱 (湿気を嫌う小物・一刀彫)

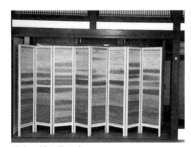

衝立・折り畳み式

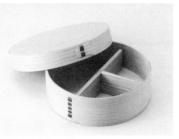

すごすぎ丸わっぱ

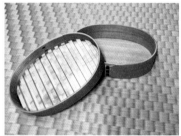
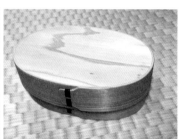

すごすぎわっぱ

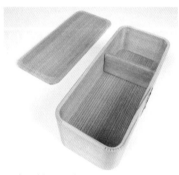

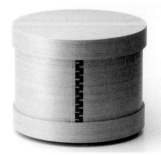

すごすぎ角わっぱ

すごすぎ飯櫃

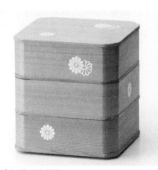

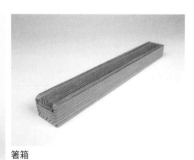

箸箱

すごすぎ3段重箱

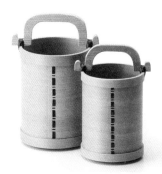

一輪挿し

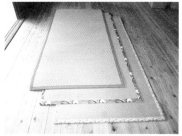

フロアー畳

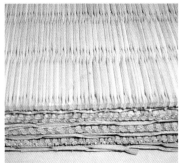

フロアー畳の芯・全てイ草

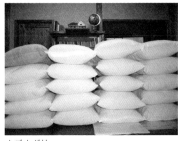

ごろ寝マット

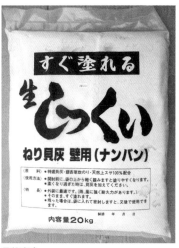

貝殻漆喰

すごすぎ枕

商品、その他お問い合わせは
「NPO 法人 矢部川流域プロジェクト
有機建築建材研究所」まで

謝辞

・新月伐採の存在を私に教え、その材木で新築された、田中浩香様美和子様ご夫妻
・月齢伐採の師匠でスギ木口スリットへの道を開いてくれた、故、榊原正三様
・スギ木口スリットの製造販売の許可とご指導くださいました、藤田佐枝子様
・三日月伐採に最初から取り組んでもらった、諸冨林産興業社長の諸冨一文様並びに、当初から休むことなく伐採を行っていただいた、木こりの栗原英樹様
・私の活動を温かく見続けてくれた、日本住宅新聞社元社長会長の田部義司様
・熱のこもった寄稿文を寄せてくれた9名の方々に
・イシナガ建築工房を35年もの間支えてくれ、本書の後押しをしてくれた、妻すみ子へ
・出版にあたり、幻冬舎ルネッサンスの皆様には記事への想いと配慮をくみ取ってくださり、本書のために惜しみない助言をいただきましたことに心より厚く感謝申しあげます

参考文献

石原和久・大川健・嶋津民男・白石巖・高橋元・濱田ゆかり
共著『健康な住まいづくりハンドブック』建築資料研究社、
2001年

エコテスト・マガジン編、高橋元訳『エコロジー建築』青土社、
2008年

つなが〜るズ（神田雅子・林美樹・濱田ゆかり・平山友子）
著『くさる家に住む。―人と人、人と自然が共生する10の暮
らし方』六耀社、2013年

上原 巖編著『事例に学ぶ森林療法のすすめ方』全国林業改良
普及協会、2005年

宮崎良文著『森林浴はなぜ体にいいか』文藝春秋、2003年

田中淳夫著『森を歩く―森林セラピーへのいざない 』角川SS
コミュニケーションズ、2009年

日本林業技術協会編『木の100不思議』東京書籍、1995年

京都大学木質科学研究所創立50周年記念事業会編『木のひみ
つ』東京書籍、1994年

有馬孝禮著『エコマテリアルとしての木材』全日本建築士会、
1994年

佐道健著『木がわかる―知っておきたい木材の知識』学芸出
版社、2001年

早川謙之輔著『木に学ぶ』新潮社、2005年

木質科学研究所木悠会編『木材なんでも小事典』講談社、2001
年

日本バウビオロギー研究会編『日本で実践するバウビオロギー　健やかな住まいづくりのために』学芸出版社、2006年

船瀬俊介著『漆喰復活―天然建材5000年の底力』彩流社、2008年

船瀬俊介著『よみがえれ！イグサ』築地書館、2002年

船瀬俊介著『コンクリート住宅は9年早死にする』リヨン社、2002年

松本祐著『外断熱住宅の落とし穴―わが家は、2番じゃつまらん！』エール出版社、2004年

菅原明子著『天然素材住宅で暮らそう！』成甲書房、2006年

化学物質による大気汚染を考える会編『絵でとく健康への環境対策―プラスチックからの新しいVOC空気汚染』社会評論社、2009年

能登春男・あきこ著『住まいの複合汚染―アトピー、アレルギーから発ガンまで』三一書房、1996年

石原結實著『「体を温める」と病気は必ず治る――クスリをいっさい使わない最善の内臓強化法』三笠書房、2003年

高岡正敏著『お父さん、お母さんが知っておきたい　ダニとアレルギーの話』あさ出版、2021年

堀江昭佳著『血流がすべて解決する』サンマーク出版、2016年

前田華郎著『遠赤外線と医療革命』冬青社、1997年

佐々木久夫著『遠赤外線暖房の時代』人間と歴史社、2005年

黒木月光著『「満月と魔力」の謎』二見書房、1994年

アーノルド・リーバー 著、藤原正彦・美子訳『月の魔力――バイオタイドと人間の感情』東京書籍、1984年

ハイロ・レストレポ リベラ著、近藤恵美訳『月と農業――中南米農民の有機農法と暮らしの技術』農山漁村文化協会、2008年

小林弦彦著『旧暦はくらしの羅針盤 生活人新書』NHK出版、2002年

千賀一生著『和の心 コズミックスピリット：世界を照らす縄文の叡智』徳間書店、2018年

レスター・ブラウン著、北城恪太郎訳『プランB――エコ・エコノミーをめざして』ワールドウォッチジャパン、2004年

小若順一、食品と暮らしの安全基金著『リサイクルは資源のムダ使い――地球に正しい生活マニュアル』講談社、2007年

中間大維著、江口泰広監『その商品は人を幸せにするか ソーシャルプロダクツのすべて』ファーストプレス社、2015年

司馬遼太郎著『二十一世紀に生きる君たちへ（併載：洪庵のたいまつ）』世界文化社、2001年

JN000853